陪 伴 女 性 终 身 成 长

血糖管理

[日]片山隆司 [日]贵堂明世 [日]伊藤玲子 ◎编著

吴梦迪 ◎译

天津出版传媒集团

天津科学技术出版社

完全図解 糖尿病 のすべて

© SHUFUNOTOMO CO., LTD. 2019

Originally published in Japan by Shufunotomo Co., Ltd.

Translation rights arranged with Shufunotomo Co., Ltd.

Through FORTUNA Co., Ltd.

经授权，北京快读文化传媒有限公司拥有本书的中文简体字版权

天津市版权登记号：图字02-2025-068号

图书在版编目（CIP）数据

血糖管理 / （日）片山隆司，（日）贵堂明世，（日）伊藤玲子编著；吴梦迪译. -- 天津：天津科学技术出版社，2025.7. -- ISBN 978-7-5742-3001-9

Ⅰ. R587.1

中国国家版本馆 CIP 数据核字第 2025518T9Z 号

血糖管理

XUETANG GUANLI

责 任 编 辑：张建锋

责 任 印 制：兰　毅

出　　　版：天 津 出 版 传 媒 集 团
　　　　　　天津科学技术出版社

地　　　址：天津市西康路35号

邮　　　编：300051

电　　　话：(022)23332400

网　　　址：www.tjkjcbs.com.cn

发　　　行：新华书店经销

印　　　刷：天津联城印刷有限公司

开本 710×1 000　1/16　印张 12　字数 190 000

2025年7月第1版第1次印刷

定价：65.00元

目录

第1部分　糖尿病的基础知识

第2部分　糖尿病的诊断标准

第3部分　糖尿病的并发症

● 饮食篇

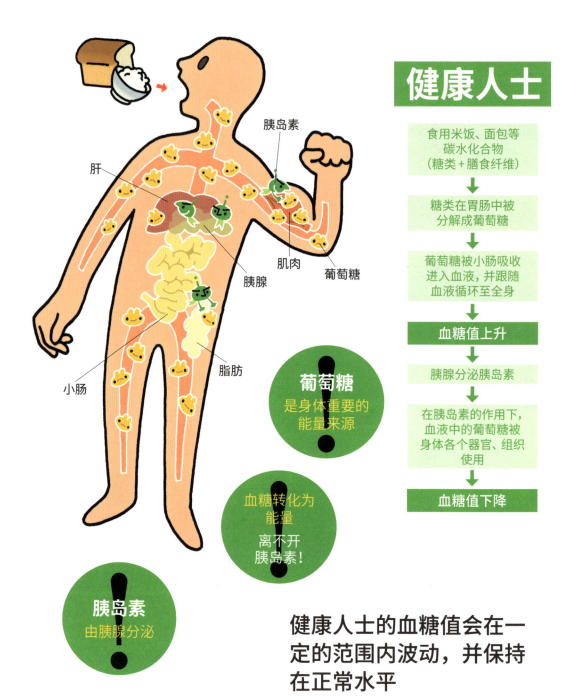

健康人士

食用米饭、面包等碳水化合物
（糖类＋膳食纤维）

糖类在胃肠中被分解成葡萄糖

葡萄糖被小肠吸收进入血液，并跟随血液循环至全身

血糖值上升

胰腺分泌胰岛素

在胰岛素的作用下，血液中的葡萄糖被身体各个器官、组织使用

血糖值下降

肝
胰岛素
肌肉
葡萄糖
胰腺
小肠
脂肪

葡萄糖
是身体重要的能量来源

血糖转化为能量
离不开胰岛素！

胰岛素
由胰腺分泌

健康人士的血糖值会在一定的范围内波动，并保持在正常水平

糖尿病患者

高血糖
血液中葡萄糖含量过高

血糖
指血液中的葡萄糖

胰岛素减少
或胰岛功能下降

胰岛功能低下或胰岛素分泌量不足，导致葡萄糖难以转化为能量而被肌肉吸收

胰腺分泌的胰岛素减少

过量的葡萄糖不断堆积，转化为脂肪

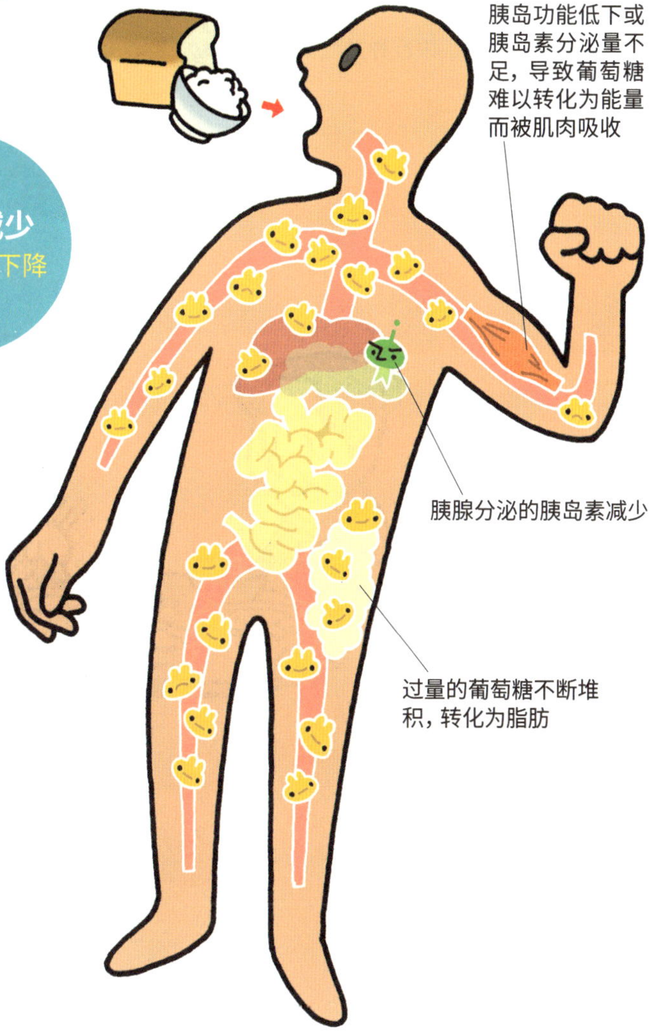

- 饮食不规律
- 过量进食
- 缺乏运动

↓

肥胖

↓

- 肥胖导致脂肪细胞肥大，进而导致胰岛功能下降
- 肌肉、脂肪、肝脏对葡萄糖的摄取效率降低

↓

血糖值上升

- 体质因素导致胰岛素分泌量较少
- 体质因素导致胰岛素分泌速度缓慢

↓

血糖值不容易下降

- 生活不规律
- 精神压力

↓

血糖值上升

米饭称重

将蔬菜、菌菇或海藻类食物加入日常的饮食中

调整进食顺序

改变饮食

调整进食顺序有助于抑制血糖值急速升高

血糖值如果不急速升高，所需的胰岛素量就会减少

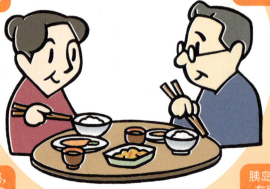

胰岛素的正常分泌，有助于促进葡萄糖的吸收

胰岛素分泌量减少有助于减轻胰腺的负担

负担减轻后，胰腺分泌胰岛素的能力就会恢复

吃多少合适？

该怎么吃？

2 周时间掌握
适合自己的摄入量和饮食方法

2 周改善法 饮食篇 详见第 119 页

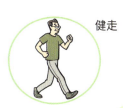
健走

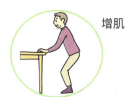
增肌

拉伸舒展
身体

适量运动

运动可以让血液中的
葡萄糖作为能量被消耗

运动也可以让肝脏和
肌肉中的糖原作为
能量被消耗

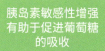

胰岛素敏感性增强
有助于促进葡萄糖
的吸收

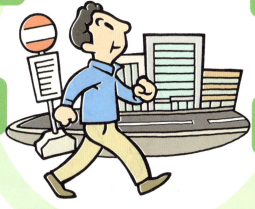

人体会使用血液中的
葡萄糖补充消耗掉的
糖原，使血糖值降低

运动可以消耗堆积在体内的
脂肪，增强肝脏和肌肉对胰
岛素的敏感性

为什么需要
运动？

道理都懂，
就是没有时间！

找到适合自己、能轻松坚持下去的
运动方法吧

2周改善法　运动篇　详见第105页

合理膳食搭配适量运动，有效降低血糖值！

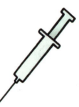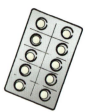

有哪些药物可以治疗糖尿病?

为什么要使用多种药物?

药物治疗

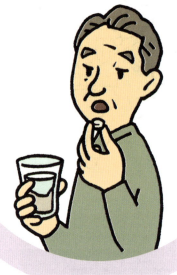

胰岛素
从外部补充身体所需的胰岛素(1型)
参考第80页

胰岛素
补充缺少的胰岛素,减轻胰腺的负担(2型)

口服药物、注射药物
促进胰腺分泌胰岛素

口服药物
减少葡萄糖进入血液的量,或延缓其速度,抑制餐后血糖值升高

新型口服药物
促进葡萄糖从尿液中排出,减少体内的葡萄糖

药物的作用原理不同

如果改善饮食并坚持运动后
血糖值依然偏高,
就需要使用药物来降血糖

糖尿病治疗药物的使用方法 详见第62页

如果不及时治疗，会引起并发症！

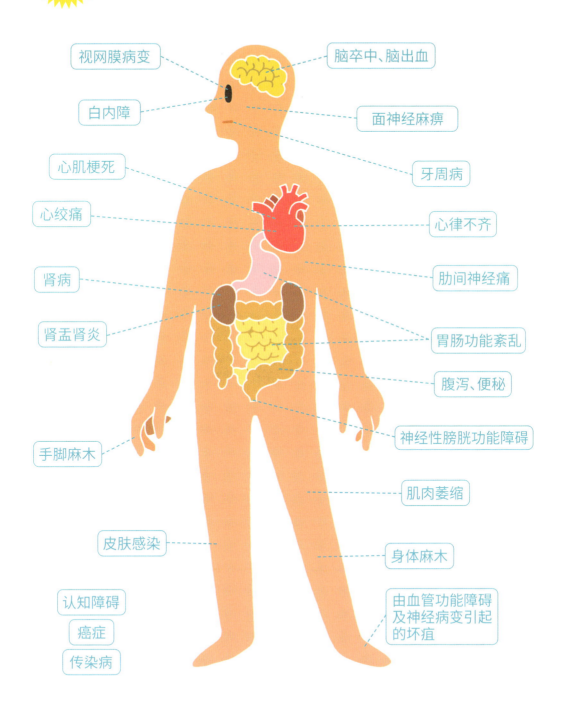

视网膜病变

脑卒中、脑出血

白内障

面神经麻痹

心肌梗死

牙周病

心绞痛

心律不齐

肾病

肋间神经痛

肾盂肾炎

胃肠功能紊乱

腹泻、便秘

神经性膀胱功能障碍

肌肉萎缩

手脚麻木

皮肤感染

身体麻木

认知障碍

由血管功能障碍及神经病变引起的坏疽

癌症

传染病

自查一下

血压检查	最高（收缩压）/ 最低（舒张压）	105/67
	判定结果	A: 无异常
糖代谢检查	血液采集状态	空腹
	尿糖	-
	血糖	87
	HbA1c	5.1
	判定结果	A: 无异常
泌尿系统检查	尿蛋白	-
	尿潜血反应	-
	尿胆原	
	肌酐	0.5
	尿素氮	
	尿比重	
	尿沉渣（1）	
	尿沉渣（2）	
	尿沉渣（3）	

**是否得了糖尿病
要看这里！**

相关体检项目

诊断糖尿病

	检查项目	你的检查结果	参考值	检查的意义
基础项目	腹围	___ cm	男不超过 85 cm 女不超过 90 cm	如果超过参考值，可能会造成代谢综合征。患糖尿病的风险也会升高。
糖代谢	尿糖	___	（—）	检查尿液中是否有糖排出。如果有，则可能是糖尿病。
	空腹血糖	___ mmol/L	3.9~6.1 mmol/L	检查早餐前空腹状态下的血糖值。如果高于参考值，则有可能是糖尿病。
	HbA1c （糖化血红蛋白）	___ %	不超过 6.5%	反映过去 2~3 个月内的血糖水平。如果高于参考值，则有可能是糖尿病。

诊断并发症

	检查项目	你的检查结果	参考值	检查的意义
肾功能	尿蛋白	___	（—）	肾功能下降会导致尿液中出现蛋白质。即便不是肾功能障碍，也可能出现。
	血肌酐	___ μmol/L	男53~105 μmol/L 女44~97 μmol/L	肾功能降至原有的 1/3 左右时，肌酐会上升。如果高于参考值，则有可能是肾功能下降。

第**1**部分

糖尿病的基础知识

你知道糖尿病是一种
什么样的疾病吗？

糖尿病是一种尿液中含有糖分并且胰腺功能会变差的疾病。除此之外，糖尿病还有很多其他的特征。

第1部分主要介绍这种疾病的基础知识，包括患病原因、发病机制，以及典型症状。除此之外，还会讲解患糖尿病后的饮食注意事项。

糖尿病是一种什么样的疾病

糖尿病是一种糖代谢紊乱导致血糖水平升高的疾病。

糖是重要的能量来源

我们通过摄取食物获得生存所需的能量。而糖类就是能够转化为能量的营养成分之一。它主要存在于糖果、水果、大米、土豆等食物中。

那么，糖类进入人体后，是如何转化为能量的呢？

首先，经口进入体内的糖类会在口腔和肠道被分解成葡萄糖，然后在小肠被血液所吸收，输送至肝脏。之后，再跟随血液输送至全身。这种血液中的葡萄糖叫作血糖，其浓度用血糖值表示。血糖值会在餐后上升，经过几小时后，再逐渐恢复到原来的水平。健康人士的血糖值一般会维持在一定范围内。

输送至肝脏的葡萄糖，一部分会被转化为糖原储存起来。而输送至全身的葡萄糖则会被肌肉等组织吸收，成为维持我们生命活动的能量。肌肉内，也有一部分葡萄糖会被转化为糖原储存起来。肝脏和肌肉等组织充分吸收葡萄糖后，多余的葡萄糖会被脂肪组织吸收，以脂肪的形式储存起来。这样，糖类转化为能量的过程就叫作"糖代谢"。

糖代谢变差会怎样

糖代谢的顺利进行，需要胰腺分泌一种叫作"胰岛素"的激素从中发挥作用。胰岛素的敏感性下降或分泌量不足，都会导致糖代谢系统无法正常运行，进而引发糖尿病。糖代谢一旦出现异常，葡萄糖便会滞留在血液中。

如果出现糖代谢问题，餐后的血糖值就很难降下来，导致人体处于持续高血糖状态。长此以往，就会患上糖尿病。

患上糖尿病后，人体血液中的糖无法有效地转化为能量，因此身体变得衰弱。除此之外，充斥在血液中的葡萄糖还会伤害血管和细胞，引发各种并发症。这才是糖尿病的真正可怕之处。

● 患糖尿病后，血液中的葡萄糖含量一直处于较高水平

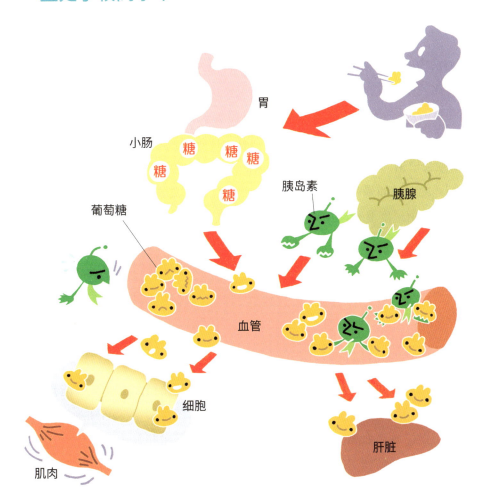

● 糖尿病的特征

高血糖	血液中葡萄糖含量增加
糖代谢异常	葡萄糖无法转化为能量
胰岛素分泌减少	胰岛 B 细胞分泌功能下降，导致胰岛素分泌不足
胰岛素抵抗	胰岛素降血糖的作用减弱

为人体降血糖的胰岛素是什么

胰岛素是葡萄糖被转化为能量时所必需的激素。

胰岛素促进葡萄糖转化为能量

血液中的葡萄糖要想在肌肉和细胞中转化为能量，就需要胰岛素的帮助。葡萄糖转化为糖原或脂肪储存起来时，也需要胰岛素。换言之，胰岛素是减少血液中的葡萄糖含量，为人体降低血糖值的重要激素。

胰腺是胰岛素的制造工厂。胰腺内有一种叫作胰岛的细胞群，其中包含的胰岛B细胞会根据人体的需求分泌胰岛素。人体在就餐后，血液中的葡萄糖含量开始增加。此时，如果是健康人士，身体就会分泌胰岛素，慢慢地消耗葡萄糖，防止餐后血糖值过度上升，并使其在几小时后恢复到原来的水平。

但是，如果胰岛素的分泌量或功能出现了问题，那么餐后血液中的葡萄糖开始增加时，人体就无法分泌充足的胰岛素，或者分泌出来的胰岛素无法充分发挥降糖作用，导致血液中的葡萄糖不断增加，无法被及时消耗。餐后即便过了好几个小时，血糖值也依旧居高不下。

胰腺最终将无法分泌胰岛素

如果胰岛素的分泌或功能进一步恶化，不仅葡萄糖无法转化为能量，而且身体也会做出错误判断，认为体内的葡萄糖不够。于是，胰岛A细胞就会开始分泌一种叫作"胰高血糖素"的激素，它会促进储存在肝脏和脂肪组织中的糖原和脂肪分解成葡萄糖。这样一来，血糖值就会越来越高。糖尿病患者会日渐消瘦，就是这个原因。

在胰岛素的分泌或功能已经出现问题的情况下，体内的葡萄糖却仍在不停地增加。最后，制造胰岛素的胰岛B细胞就会损坏，无法再正常分泌胰岛素。由此，糖尿病变得愈加严重。

● 胰岛素是在哪里生成的

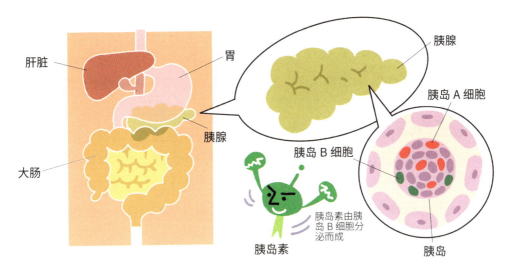

● 胰岛素的作用

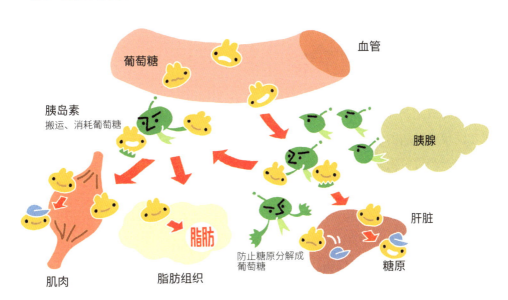

糖尿病有几种类型

糖尿病共分为 4 种类型。

2型糖尿病占糖尿病患者总数的90%

糖尿病大致可分为1型糖尿病、2型糖尿病、妊娠糖尿病和特殊类型糖尿病4种类型。

1型糖尿病是由于分泌胰岛素的胰岛B细胞本身功能低下，或因为其他原因遭到破坏，导致其几乎无法分泌胰岛素而引起的糖尿病，多见于儿童和年轻人。目前，发病原因尚不明确，多认为是由自身免疫反应造成的。自身免疫反应是指本应抵御外物入侵的免疫系统发生故障，转而攻击自身细胞的状态。换言之，胰岛B细胞遭到了免疫系统的攻击。

1型糖尿病又分为暴发性1型糖尿病和慢性1型糖尿病。前者会突然发病，后者则需要多年才会发病。

2型糖尿病患者的胰腺功能原本是正常的，但由于不良的生活习惯，导致胰岛素作用减弱或分泌量减少，从而引发糖尿病。大约90%的糖尿病患者患的都是2型糖尿病。因此，改善生活习惯是2型糖尿病高危人群有效预防或延迟发病的主要方法。

妊娠糖尿病和特殊类型糖尿病

妊娠期间的糖尿病分为两种情况。一种是糖尿病合并妊娠，即糖尿病患者发生妊娠的情况，即妊娠前已确诊患有糖尿病。另一种是妊娠期糖尿病，即妊娠期间才发现或发病的糖代谢异常情况，尚未到达糖尿病阶段。妊娠期糖尿病多为暂时性的，产后可恢复正常。但是，也有几年后发展为真正糖尿病的病例。因此，为了平安生产，孕妇必须严格控制血糖值。

除此之外，胰腺疾病、肝脏疾病、传染病、基因异常，以及肾上腺皮质激素类药物也会诱发糖尿病。这种糖尿病叫作继发性糖尿病。

顺带一提，1型糖尿病和2型糖尿病过去也被叫作"胰岛素依赖型糖尿病"和"非胰岛素依赖型糖尿病"。

本书主要针对2型糖尿病进行讲解。

● 糖尿病的类型

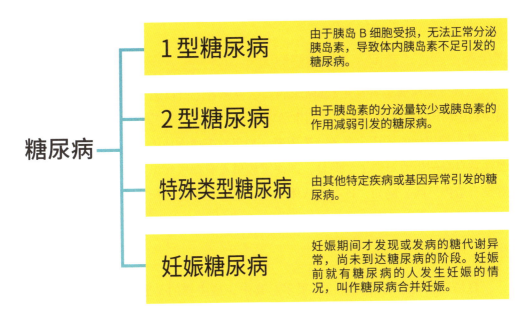

糖尿病

1型糖尿病	由于胰岛 B 细胞受损，无法正常分泌胰岛素，导致体内胰岛素不足引发的糖尿病。
2型糖尿病	由于胰岛素的分泌量较少或胰岛素的作用减弱引发的糖尿病。
特殊类型糖尿病	由其他特定疾病或基因异常引发的糖尿病。
妊娠糖尿病	妊娠期间才发现或发病的糖代谢异常，尚未到达糖尿病的阶段。妊娠前就有糖尿病的人发生妊娠的情况，叫作糖尿病合并妊娠。

● 1型糖尿病和2型糖尿病的区别

	1型糖尿病	2型糖尿病
发病年龄	多见于儿童、青少年	多见于中老年人
体型	大多偏瘦	大多偏胖，少部分偏瘦
发病原因	胰腺内的胰岛 B 细胞因为自身免疫反应遭到破坏	遗传、肥胖、缺乏运动、精神压力等因素
症状的体现方式	突然发病。立马显现糖尿病特有的症状。病情急速发展	不易显现自觉症状，难以确定发病时间。病情发展缓慢
治疗方法	注射胰岛素	先采用饮食疗法和运动疗法，再根据病情的发展，确定使用口服药物或注射胰岛素
比例	3%～5%	约90%

什么样的人容易患糖尿病

如果家人或亲戚患有糖尿病，那就需要审视一下自己的生活习惯了！

遗传和生活环境是两大主要患病原因

大部分糖尿病患者都是2型糖尿病。这类患者之所以患上糖尿病，除了自身属于易患糖尿病的体质外，还受到生活环境等因素的影响。

易患糖尿病的体质多源于遗传因素。如果家人或亲戚中有糖尿病患者，就需要注意自身的生活习惯了。但是，即便家族里没有糖尿病患者，也并不意味着绝对没有遗传风险。例如，日本人从体质上讲就容易患糖尿病。我们每个人都必须注意生活习惯和生活环境。

肥胖和压力也不容忽视

容易造成糖尿病的因素还有很多。其中，最主要的是肥胖。脂肪，以其堆积的位置，可分为皮下脂肪和内脏脂肪。糖尿病患者尤其需要注意内脏脂肪。过食、缺乏运动都容易造成内脏脂肪型肥胖，使脂肪细胞肥大。而肥大的脂肪细胞会生成令胰岛素作用减弱的物质。

过食不仅会导致肥胖，还会诱发糖尿病。当血液中的葡萄糖因为过食而增加时，胰岛B细胞就会竭尽全力分泌胰岛素。如果这种状态一直持续，胰岛B细胞就会因不堪重负而衰竭，无法制造胰岛素，最终诱发疾病。

压力也是糖尿病的一大诱因。当人体感受到较大的压力时，大脑会分泌肾上腺素等激素。这些激素会减弱胰岛素的作用，导致血糖水平升高。这里的压力不仅指精神上的压力，受伤、患病等肉体上的压力也同样如此。

另外，妊娠期间，胎盘分泌的激素也会影响胰岛素发挥作用，因此可能诱发糖尿病。

年龄也是糖尿病的诱因之一。随着年龄的增长，身体的整体机能都会衰减，导致糖代谢水平和胰腺的功能下降。在这种情况下，如果还保持过食或缺乏运动的生活习惯，那罹患糖尿病的风险就会大大增加。

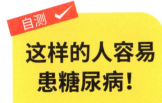

自测 ✔

这样的人容易患糖尿病！

以下各项中，如果你符合 2 项及以上，就要注意了！将来罹患糖尿病的风险很高哦。

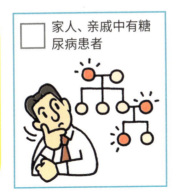

☐ 家人、亲戚中有糖尿病患者

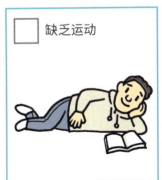

☐ 缺乏运动

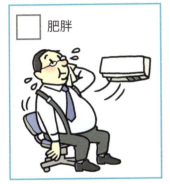

☐ 肥胖

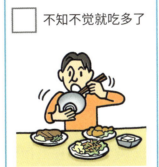

☐ 不知不觉就吃多了

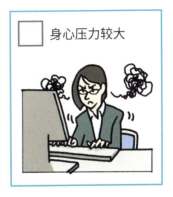

☐ 身心压力较大

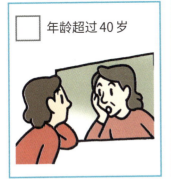

☐ 年龄超过 40 岁

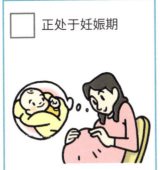

☐ 正处于妊娠期

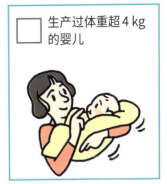

☐ 生产过体重超 4 kg 的婴儿

符合的项目越多，罹患糖尿病的风险就越高。
请每年至少体检 1 次。

糖尿病有哪些不容忽视的症状

如果出现以下症状，提示你可能已经患上糖尿病。

你是否有这些症状

前文已经介绍过了，糖尿病是一种血糖一直处于较高水平的疾病，是由胰岛素分泌不足或作用减弱引起的。这些都是身体内部发生的事情。

麻烦的是，糖尿病早期几乎没有自觉症状。因此，当出现下列症状时，血糖可能已经处于较高水平了。

● 尿频、尿量增多

血液中的葡萄糖含量增加会导致尿液增多。当血糖长期处于较高水平时，葡萄糖就会和尿液一起排出体外。此时，尿液可能会有泡沫或散发甜味。

● 口渴

当血糖长期处于较高水平时，尿液增多导致体内的水分被排出体外。此时，人会感觉口渴。口渴是糖尿病的典型症状之一。患者可能会认为尿液增多是水喝多了，但是当你觉得自己异常口渴时，请考虑一下患糖尿病的可能性。

● 吃得多，却瘦了

"无论吃多少，都感觉肚子饿。"

"明明吃了很多，体重却下降了。"

这些也是糖尿病的常见症状。患上糖尿病后，由于胰岛素的功能减弱或分泌量下降，从食物中摄取的糖类无法充分转化为能量。此时，人体就会分解脂肪和肌肉中的蛋白质，来补充缺少的能量。这就是为什么患者明明吃了很多东西却越来越消瘦的原因。

● 身体乏力，容易疲劳

当胰岛素的作用减弱或分泌量不够时，葡萄糖无法转化为能量，因此患者即便休息，也无法消除疲劳感，总是感觉全身乏力，不想做任何事情。

当你出现这些症状时，血糖值可能已经偏高。如果放任不管，可能会引起酮症酸中毒，陷入糖尿病昏迷（参考下一页）。因此，请及时去医院检查。

● 糖尿病的症状

当出现这些症状时，就需要注意了，你可能患上了糖尿病。

口渴

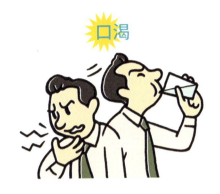

尿频、尿量多

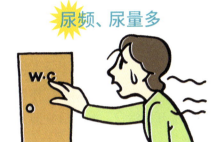

吃得多，却瘦了

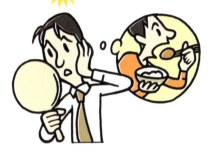

身体乏力，容易疲劳

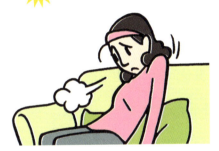

糖尿病进一步加重后……

糖尿病昏迷（糖尿病酮症酸中毒）

当糖尿病严重到人体极度缺乏胰岛素时，首先会出现口渴、多尿、全身倦怠无力等症状。紧接着，会感觉恶心想吐、腹痛。最后陷入昏迷。这叫作糖尿病昏迷。因为人体缺乏胰岛素，无法将葡萄糖转化为能量，只能通过分解脂肪来获取能量。此时，脂肪在被分解过程中就会产生酮体。当血液中的酮体含量过多时，可能会导致昏迷。

各种各样的并发症

患上糖尿病后，并发症的症状可能会比糖尿病症状先出现。不少患者就是因为并发症才发现自己患上糖尿病的。糖尿病视网膜病变、糖尿病肾脏疾病等是较常见的并发症。此外，脑卒中、心肌梗死等大血管功能障碍也是随时都可能出现的糖尿病并发症。

如果已确诊糖尿病，该怎么办

必须从确诊糖尿病那一刻起就开始治疗。

治疗要从调整饮食和适量运动开始

"最近感觉自己胖了很多。体检的时候，医生说我血糖值偏高，但还没有出现任何自觉症状……因此是不是无须担心，坐等自愈就行了？"如果你这么想，就大错特错了！当医生对你说"你患有糖尿病"或"你是糖尿病潜在患者"时，就必须马上开始治疗。确诊后立即开始治疗，可以延缓糖尿病的发展，预防潜在的并发症。

确诊糖尿病时，如果发现患病已经有一段时间了，那可能需要服用药物或注射胰岛素来治疗。但如果还处于初期，那靠饮食疗法和运动疗法就可以有所改善。此时，患者需要在医生、营养师等专业人士的指导下，用1~3个月时间改善饮食生活，开展适当的运动。如果通过饮食和运动疗法后，血糖值依然没有改善，就需要服用药物了。患者如果在糖尿病初期就出现了并发症，或者本身伴有高血压等其他问题，那也可能从最开始就需要进行药物治疗。

血糖值稳定下来后也要继续治疗

调整饮食和适量运动后，即便血糖值恢复正常，患者也需要在日常生活中继续进行饮食疗法和运动疗法，防止糖尿病加重。因为一旦患上糖尿病，就无法彻底治愈。但只要在医生的指导下坚持治疗，就可以将病情控制在良好的状态。

如果因为没有自觉症状就不接受治疗或中断治疗，那么等身体出现视网膜病变、肾脏疾病等糖尿病并发症时，就无法挽回了。那时必须去医院接受治疗。另外，研究结果表明，糖尿病即便处于初期，如果不及时治疗，也会引发心肌梗死、动脉硬化等并发症。为了避免突发脑卒中或急性心肌梗死，请在确诊糖尿病后，立即接受治疗。

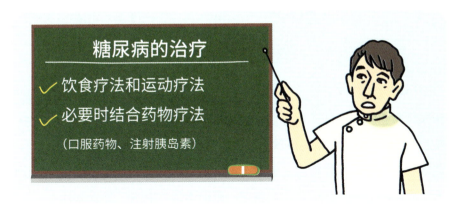

糖尿病的治疗

✓ 饮食疗法和运动疗法

✓ 必要时结合药物疗法

（口服药物、注射胰岛素）

● 治疗将持续一生

管理血糖，预防并发症

管理血糖是指将血糖值控制在健康范围内。

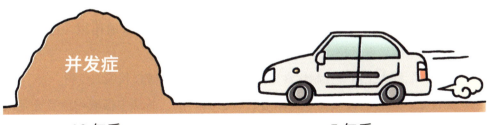

并发症

10 年后　　　　　　　　　　5 年后

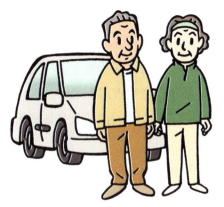

确诊糖尿病后……

为了 20~30 年后的自己

- 立即着手治疗
- 使用药物控制血糖值
- 绝不能停止治疗或用药

饮食要控制热量摄入

确诊糖尿病后，请先改善饮食。

治疗糖尿病的根本在于改善生活习惯

糖尿病和肥胖、不良饮食习惯、缺乏运动等因素有关。因此，治疗的根本在于改善生活习惯，主要包括调整饮食和适量运动。

被诊断为糖尿病（包括潜在患者）后，请立即开始调整饮食。回顾当下的饮食习惯，了解自己经常吃什么、吃多少，有助于找到病因。如果放任不管，血糖值会继续上升，引发新的病症。最终有可能不得不进行更加严苛的饮食限制。糖尿病初期可以通过调整饮食改善病况，无须药物也能控制血糖。

保持适当的饮食量，控制热量摄入

由于糖尿病患者的胰腺负担较重，所以胰岛素的分泌量会相应减少。在这种状态下，如果摄入过多热量，胰腺会为了降低血糖而继续奋力分泌胰岛素，导致疲惫加剧。如果患者本身已经处于肥胖状态，胰岛素的作用会进一步减弱，进而加重胰岛素抵抗。

因此，肥胖人士需要控制饮食，保持健康的体重，减轻胰腺的负担。

换言之，饮食的关键在于摄取适合自己的热量，并从中摄取均衡且充足的营养。

你每天需要多少摄入量

我们每天所需的热量摄入取决于个人的年龄、体格、身体活动量等因素。另外，肥胖的人和不肥胖的人，计算每天所需热量的方法也不同（参考下一页）。因此，请先计算自己的身体质量指数（BMI），判断自己是否属于肥胖。然后计算出标准体重。如果属于肥胖，那么用标准体重乘以105 kJ所得的值就是你每天需要的热量。

要想摆脱肥胖，你需要采用饮食疗法，并坚持运动。请先掌握适合自己的饮食量吧。

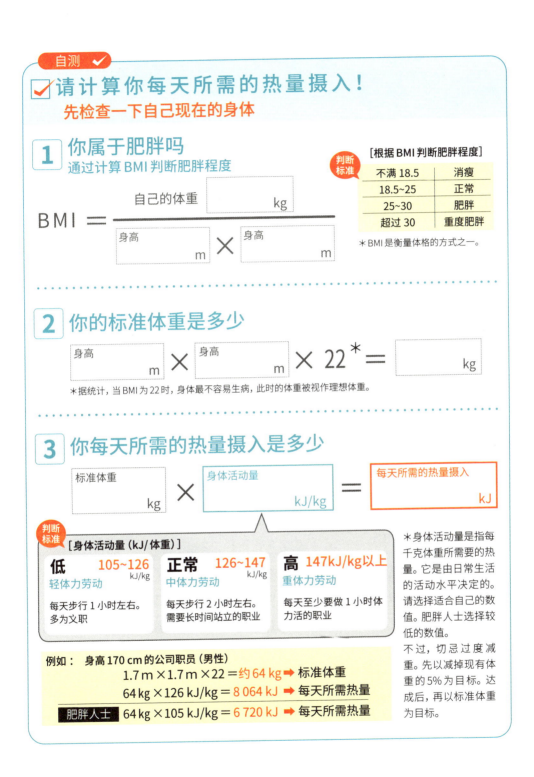

自测 ✓

✓ **请计算你每天所需的热量摄入！**
先检查一下自己现在的身体

1 **你属于肥胖吗**
通过计算 BMI 判断肥胖程度

判断标准　[根据 BMI 判断肥胖程度]

$$BMI = \dfrac{\text{自己的体重}\ \boxed{\quad}\ kg}{\text{身高}\ \boxed{\quad}\ m \times \text{身高}\ \boxed{\quad}\ m}$$

不满 18.5	消瘦
18.5~25	正常
25~30	肥胖
超过 30	重度肥胖

＊BMI 是衡量体格的方式之一。

2 **你的标准体重是多少**

身高 $\boxed{\quad}$ m × 身高 $\boxed{\quad}$ m × 22* = $\boxed{\quad}$ kg

＊据统计，当 BMI 为 22 时，身体最不容易生病，此时的体重被视作理想体重。

3 **你每天所需的热量摄入是多少**

标准体重 $\boxed{\quad}$ kg × 身体活动量 $\boxed{\quad}$ kJ/kg = 每天所需的热量摄入 $\boxed{\quad}$ kJ

判断标准　[身体活动量（kJ/体重）]

低 105~126 kJ/kg
轻体力劳动
每天步行 1 小时左右。多为文职

正常 126~147 kJ/kg
中体力劳动
每天步行 2 小时左右。需要长时间站立的职业

高 147kJ/kg 以上
重体力劳动
每天至少要做 1 小时体力活的职业

＊身体活动量是指每千克体重所需要的热量。它是由日常生活的活动水平决定的。请选择适合自己的数值。肥胖人士选择较低的数值。
不过，切忌过度减重。先以减掉现有体重的 5% 为目标。达成后，再以标准体重为目标。

例如：　身高 170 cm 的公司职员（男性）
1.7 m × 1.7 m × 22 = 约 64 kg ➡ 标准体重
64 kg × 126 kJ/kg = 8 064 kJ ➡ 每天所需热量
肥胖人士 64 kg × 105 kJ/kg = 6 720 kJ ➡ 每天所需热量

饮食要营养均衡

如果营养不均衡，即便热量没有超标，也会堆积体脂肪！

均衡地摄取必要的营养物质

要想降低血糖，除了让体重降至健康范围外，还需要均衡地摄取人体每天所需的各种营养物质。如果只是单纯地减少饮食量，身体就无法摄取足够的营养，活动量也会减少，导致肌肉力量减弱。相反，如果饮食过量，多余的营养就会转化成甘油三酯，堆积在脂肪细胞或肝脏中。另外，当人体缺乏营养时，会产生饥饿感。虽然通过进食可以暂时消除这种饥饿感，但人体还是很容易感到饥饿。因此，均衡地摄取必要的营养物质，有助于控制食欲，避免过食。

注重PFC平衡

考虑营养摄入时，必须注重PFC膳食平衡。P=蛋白质，F=脂肪，C=碳水化合物（糖类+膳食纤维）。饮食内容必须均衡地包含这3大营养素。尤其是糖类，它容易导致餐后血糖值升高，切忌过度摄入。而蛋白质则正好相反，需要保证充足摄入。假设每天的摄入热量为6 697 kJ，那么最理想的摄取比例是碳水化合物占50%~65%，蛋白质占15%~20%，脂肪占20%~30%。

此外，还需要注意补充维生素和矿物质。它们是人体有效利用其他营养素时不可或缺的"润滑剂"。请均衡地摄取，避免不足或过量。

摄取充足的膳食纤维

膳食纤维是消除肥胖、稳定血糖等不可或缺的成分。

膳食纤维会在胃中膨胀，可以有效防止过食。另外，蔬菜和豆制品中富含的水溶性膳食纤维不仅可以延缓糖类和脂肪的吸收，还能节省胰岛素，防止体脂肪堆积。

膳食纤维每天的摄取标准是男性20 g以上，女性18 g以上（2025年，18~69岁的日本人饮食摄取标准）①。只要选择精制度低的主食，并均衡地食用蔬菜、菌菇、海藻、豆制品等食物，就可以轻松地达到膳食纤维的每日摄取目标。

注①：中国营养学会建议成人每天膳食纤维的摄入量为25~30 g。

● PFC 膳食平衡

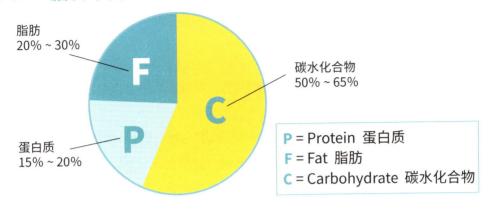

脂肪
20% ~ 30%

F

碳水化合物
50% ~ 65%

蛋白质
15% ~ 20%

P

C

P = Protein 蛋白质
F = Fat 脂肪
C = Carbohydrate 碳水化合物

● 饮食和血糖值的关系

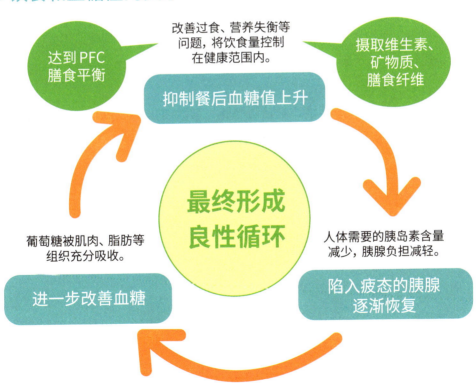

达到PFC
膳食平衡

改善过食、营养失衡等
问题，将饮食量控制
在健康范围内。

摄取维生素、
矿物质、
膳食纤维

抑制餐后血糖值上升

最终形成
良性循环

葡萄糖被肌肉、脂肪等
组织充分吸收。

人体需要的胰岛素含量
减少，胰腺负担减轻。

进一步改善血糖

陷入疲态的胰腺
逐渐恢复

每天的饮食应该吃什么、吃多少

掌握有关营养均衡的知识，学会选择所需要的食物。

营养均衡金字塔

食物根据种类和功能，大致可分为4类。有意识地适量摄取这4类食物，就能更好地获得均衡的营养。

营养均衡的最理想状态就是搭建"金字塔"式的饮食平衡结构。为了合理营养，本书将介绍两菜（或三菜）一汤的食谱。这些食谱都是以每天摄入6 697 kJ热量的标准来设计的，包含了主食、主菜、副菜等组合，保证营养均衡。

● 谷类

作为主食的碳水化合物容易造成血糖值升高，但即便如此，也必须适量摄取。碳水化合物可以通过米饭摄取。与面粉制作的面包或面食相比，米饭的咀嚼次数更多，可以防止过食。糙米或杂粮更富含有助于降血糖的膳食纤维。本书介绍的糙米饭是白米和糙米以7:3的比例混合烹煮而成的，即便是不爱吃糙米的人，也能轻松入口（第119页"2周改善法 饮食篇"）。

● 蔬菜、菌菇、海藻类

这类食物富含膳食纤维，是预防肥胖、动脉硬化、稳定血糖不可或缺的食物。蔬菜种类繁多，每天的食用标准应达到总量350 g以上。除此之外，还需要每天食用菌菇、海藻等食物，以增加膳食纤维的摄入量。

● 肉类、豆制品、鸡蛋等

蛋白质不可过度摄取，尤其不能全都放在晚餐。主菜的肉类，要选用肥肉少的高蛋白、低脂肪的部位，量也要有所控制。另外，不要只吃鱼或只吃禽畜类，都要适量食用。除此之外，还要积极摄取有助于促进血液循环的大豆和豆制品。胆固醇高的人可2天吃1颗鸡蛋。

● 油脂

脂肪是身体非常重要的营养素之一，需要适量摄取。烹调时选用植物油，每天应控制在1大匙左右，即12 g。这个量已经考虑了鱼和肉中含有的脂肪含量。请结合烹调时使用的油，合理地摄取脂肪。

● 每天应摄取的食物种类和标准量

（以 6 697 kJ 为例）

[油脂和糖类等]

能量之源

[标准量]
- 油脂：12 g
➡ 1 大匙植物油
- 种子：3 g
➡ 1 小匙芝麻
- 糖类：6 g
➡ 2 小匙白砂糖
- 调味料：15 g
➡ 酱料各 1 大匙

[禽畜、鱼、豆制品等]

蛋白质、维生素和矿物质的来源

[标准量]

禽畜类、鱼贝类：50~200 g

- 鸡胸肉(去皮)：80 g
➡ 或者猪腿肉 50 g、鸡里脊肉 100 g
- 1 条中等大小的竹笋鱼
➡ 或者鲑鱼 1/2 块、中等大小的沙丁鱼 1 小条、花蛤（带壳）30 个

大豆、豆制品、鸡蛋：50~200 g

- 豆腐 150 g 或 1 颗鸡蛋
➡ 或者纳豆 1 盒、炸豆腐 1 块

油脂和糖类等

禽畜、鱼、豆制品等

蔬菜、菌菇、海藻类等

谷类

[蔬菜、菌菇、海藻类等]

维生素、矿物质、膳食纤维的来源

[标准量]

黄绿色蔬菜：120 g 以上

- 菠菜 1 棵、胡萝卜 40 g、圣女果 2 颗、彩椒 30 g、西蓝花 30 g
➡ 或者韭菜、青椒等

浅色蔬菜：230 g 以上

- 大葱 20 g、卷心菜 1/8 颗、白萝卜 20 g、洋葱 1/4 颗、
➡ 或者生菜、黄瓜、茄子、芜菁、白菜、牛蒡等

菌菇、海藻、魔芋等

- 适量裙带菜、羊栖菜、海白菜、裙带菜梗等
- 适量滑子菇、香菇等

[谷类]

能量、维生素、矿物质、膳食纤维的来源

[标准量]
- 糙米饭：450 g
（150 g×3 餐）

为了控制血糖，该何时吃、怎么吃

一日三餐必须规律且饮食量大致均等。

一日三餐以3∶4∶3的比例规律地进食

血糖值的正常波动规律是餐后上升，1小时后开始下降，2~3小时后恢复原状。少吃一顿或用餐时间不规律，都会导致血糖值过度升高，增加胰腺负担。因此，请先养成一日三餐规律饮食的习惯。

早中晚3餐最理想的分配比例是3∶4∶3。夜间活动量减少，胰岛素的作用也会减弱，因此晚餐量应该控制在每日总量的30%左右。另外，晚餐后间隔3小时以上再睡觉，可以防止睡眠期间血糖值一直处于较高水平。如果用餐时间比较晚，请尽量先在晚上6~7点吃点饭团这样简单的主食，等回家后，再吃容易消化的菜。

选择食材种类多的菜肴，细嚼慢咽，就餐时间至少15分钟

吃饭速度快也是扰乱血糖值波动规律的一大因素。血糖值上升到一定程度后，才会向大脑的饱腹中枢发送信号，而这个过程需要15分钟。如果吃饭速度过快，身体不易觉察到饱腹感，就容易过食。因此，吃每顿饭都要细嚼慢咽，就餐时间至少花15分钟。为此，可以选择食材种类多的菜肴，副菜增加蔬菜、菌菇、海藻等富含膳食纤维的菜。膳食纤维多的食材如果不仔细咀嚼，是咽不下去的，这样自然而然就能让你放慢进食速度。另外，用餐时，最好先食用膳食纤维多的菜肴（蔬菜优先）。因为这类食材即便量少，也能给人饱腹感，从而防止过量进食（第168页"2周改善法 饮食篇·副菜"）。

少吃甜食、控制饮酒

甜食大部分都是高糖、高热量的食物，容易影响血糖值和热量摄入，最好少吃。如果想吃甜点或水果，请尽量控制在每周2~3次的频率，并且选择在白天吃，不要在晚饭后吃。

原则上来讲，在血糖值稳定之前，必须禁酒。等稳定后，也不能喝太多，每天饮用啤酒的量控制在500 mL左右。

● 检查你的饮食方法是否容易导致发胖

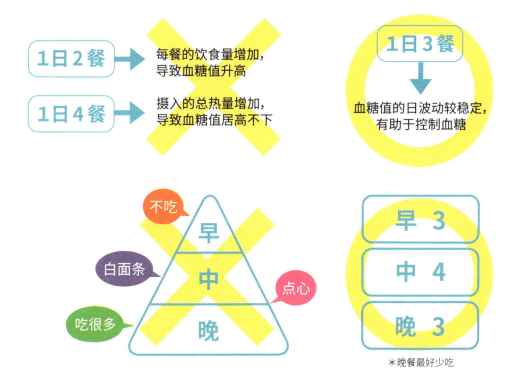

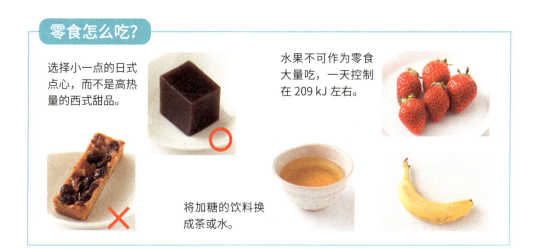

通过运动降血糖

运动有助于塑造糖代谢活跃、肌肉和脂肪分布均衡的身体，是治疗糖尿病不可或缺的一环。

通过运动疗法切断糖尿病的恶性循环

糖尿病患者无法顺利地代谢葡萄糖。如果患者还处于肥胖状态，那么脂肪细胞会分泌引起胰岛素抵抗的物质（参考第12页）。再加上缺乏运动，没有被消耗掉的葡萄糖就会转化为甘油三酯，最终成为内脏脂肪被储存下来，导致肥胖和胰岛素抵抗越来越严重。

光靠饮食疗法是无法切断这个恶性循环的。只有搭配运动疗法，将体重减至健康范围之后，脂肪细胞才能恢复正常，不再分泌引起胰岛素抵抗的物质。

此外，运动还有助于增加肌肉量。当优质的肌肉增加后，基础代谢就会提升，肌肉内的糖代谢也会变得活跃。

运动促进糖代谢的机制

若想增加肌肉的葡萄糖消耗量，就必须依靠葡萄糖转运蛋白4（GLUT4），这是一种输送糖类的载体（蛋白质）。

下面我来讲解一下它的工作原理。

食物中的糖类会在肠道中被消化吸收为葡萄糖。葡萄糖会暂时在肝脏储存一段时间，随后跟着血液一起输送至全身，并根据需求，在肌肉等部位转化为能量（参考第12和第14页）。此时，将葡萄糖拉入肌肉内的就是GLUT4。

胰岛素会先"敲肌肉的门"，告诉它葡萄糖已经被运送来了。随后，GLUT4就会出来将葡萄糖拉到肌肉内。肌肉内的GLUT4越多，拉入的葡萄糖就越多，消耗的能量也就越多。相反，如果GLUT4含量较少，肌肉就只能吸收少许葡萄糖。而运动有助于增加GLUT4的含量。要想高效地增加GLUT4含量，必须将有氧运动、增肌运动和拉伸运动这三者有效结合起来（参考第106页）。GLUT4可以在肌肉内维持3天，而运动的效果会在第二天显现，因此需要坚持至少每2天做1次适量的运动。

● 运动的效果

1 平衡热量的摄入和消耗

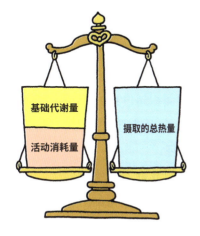

要想增加活动消耗的热量，最有效的方法是在餐后30分钟至1小时进行运动！

2 打造糖代谢活跃的优质肌肉

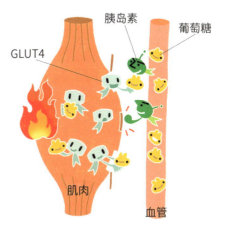

最有效的方法是循序渐进，坚持运动！

运动疗法有很多好处！

- 控制血糖、改善 HbA1c
- 改善胰岛素抵抗和肥胖
- 改善高血压
- 改善高脂血症
- 改善慢性炎症
- 提高心肺功能

＊运动疗法搭配饮食疗法，效果更佳。

＊增加身体锻炼、步行、休闲娱乐的时间，有助于改善身体状态。

＊即便出现了并发症，也要尽可能不减少日常生活中的身体活动量。

要点

如何愉快且安全地坚持运动？

- 先向主治医生确认适合自己的运动量
- 运动中如果感到心悸、眩晕，请立即停止
- 如果关节和肌肉有强烈的疼痛感，请立即停止
- 运动的过程中要及时补水，防止脱水
- 穿方便运动的衣服和鞋子
- 注意脚下，不要摔跤
- 注意低血糖症状（参考第93页）

※ 如果感觉异常，如心悸、眩晕、关节和肌肉剧烈疼痛等，请立即咨询主治医生。

糖尿病和肥胖、代谢综合征

　　肥胖是2型糖尿病的一大诱因，分为皮下脂肪型肥胖和内脏脂肪型肥胖。前者的脂肪主要堆积在下腹部、腰部等部位，后者的脂肪主要囤积在包裹着肠道的肠系膜周围。代谢综合征患者通常都是内脏脂肪型肥胖，且同时伴有高血糖、高血压、高脂血症中的两种。

　　诊断代谢综合征的重要依据是肥胖程度（参考第25页）。BMI超过25，即可判定为肥胖。另外，男性腹围超过85 cm，女性腹围超过90 cm，或者经过腹部CT检查，发现内脏脂肪面积超过100 cm²时，即便BMI正常，也可判定为内脏脂肪型肥胖。再综合血糖值、血脂值、是否吸烟等因素，最终判定患者是否患有代谢综合征。

　　有一种疾病叫作"肥胖症"，那肥胖和肥胖症有什么不同呢？肥胖是指BMI超过25或体脂肪堆积的状态。而肥胖症是指BMI超过30的重度肥胖或已经对健康造成影响、需要减重的状态。肥胖虽然是预防生活方式病时需要重点关注的对象，但并不是一种疾病。而肥胖症则是需要进行治疗的生活方式病。

　　那么，该如何消除肥胖呢？众所周知，减肥主要靠调整饮食和运动。我想肯定有人因为讨厌运动，所以只想通过调整饮食来消除肥胖吧。但光靠调整饮食究竟能否消除肥胖呢？

　　事实上，仅仅减少饮食量是不能预防生活方式病的。因为减少饮食量后，最先减少的是肌肉，而非脂肪。这样一来，即便体重减轻了，也会陷入体脂肪较多的"隐形肥胖"状态。另外，减少饮食量还可能引起营养失衡，导致肥胖和营养不良同时存在。

　　减肥没有捷径，最理想的方法是营养均衡的饮食搭配适量的运动。但是，千万不要逞强。开始减肥后如果"三天打鱼两天晒网"，就没有任何意义了。你可以从日常生活中自己能做的运动着手。重要的是找到适合自己的运动方法，并且持之以恒。比如在地铁站爬楼梯，步行时大步走、快速走等。当你养成这些习惯后，就已经向着摆脱肥胖迈出了一大步。

第2部分

糖尿病的诊断标准

诊断糖尿病需要
做哪些检查？

··

　　糖尿病通常是在体检或治疗其他疾病时被发现的。检查项目包括血糖值和糖化血红蛋白等。如果快的话，一天内即可诊断出是否患有糖尿病。但是，糖尿病前期，即临界型糖尿病患者在体检中即便各项指标都在正常范围内，也不可以掉以轻心。这一章将详细介绍糖尿病的诊断方法。

被诊断为糖尿病时的常见误区

如果出现自觉症状，说明病情已经发展到一定阶段。

立即检查和治疗

如果体检时，医生对你说："你的血糖值有点高。请去医院复查一下。"你会怎么做呢？

你是不是会觉得"复查太麻烦了"，然后放任不管呢？这么做的人可能会觉得："既然这次检查没有确诊糖尿病，就说明各项指标都是接近健康水平的。"

这样的想法是错误的。

糖尿病有时候无法仅靠一次检查诊断出来。尽早发现、尽快治疗可以延缓糖尿病的发展。因此，当医生建议你去复查时，请立即前往。

糖尿病潜在患者也应该定期去医院检查

"虽然医生说我是临界型，但既然还不是糖尿病，就不用太担心吧。"抱有这种想法的人需要注意，临界型是指虽然还不是糖尿病，但可能马上就会发展成糖尿病。关于这一点，我在后文会进一步说明（参考第40页）。

糖尿病潜在患者如果从这个阶段开始遵照医嘱，定期检查，不仅可以避免发展为糖尿病，还能让身体恢复到正常状态。

"虽然确诊了糖尿病，但初期只要注意饮食和运动，就不用治疗吧？"这种想法当然也是错的。从确诊糖尿病那一刻起，就必须立即前往医疗机构开始治疗。

注意饮食和运动当然也很重要，因为饮食和运动是糖尿病非常重要的治疗方法。在医生、护士、营养师等专业人士的指导下，开展饮食疗法和运动疗法等，可以有效抑制糖尿病病程的发展。

因此，早发现、早治疗至关重要。当医生对你说"不排除糖尿病的可能性""血糖值偏高"时，请立即前往医疗机构接受治疗，不要觉得还为时过早。

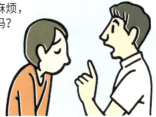

复查？好麻烦，可以不去吗？

不排除糖尿病的可能性，请去复查一遍。

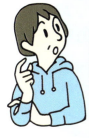

临界型是什么意思？既然还不是糖尿病，就可以不用管吧。

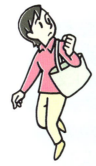

虽然确诊糖尿病了，但还处于初期，只要注意饮食和运动，就可以不用治疗吧？

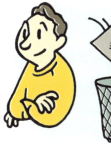
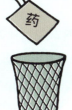

身体情况还不错，可以不用去医院了吧。药也扔了吧。

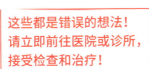
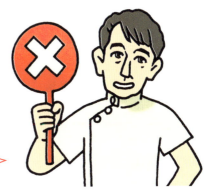

这些都是错误的想法！请立即前往医院或诊所，接受检查和治疗！

糖尿病的诊断标准和诊断流程

体检后再去医院复查，确认是否为糖尿病。

空腹血糖和糖化血红蛋白

在常规体检中，用来诊断糖尿病的检查项目主要是空腹血糖和糖化血红蛋白（HbA1c）。空腹血糖是指早餐前空腹状态下的血糖值。需要在检查的前一天晚上9点之后禁食，并在第二天早上测量。HbA1c是反映过去2~3个月平均血糖水平的数值，不会像血糖值一样，在短时间内发生很大波动。

如果空腹血糖和HbA1c均达到糖尿病的判定标准，则可确诊为糖尿病。如果只有一项达到糖尿病的判定标准，则需要改日再去医院复查。复查时，除了这两项外，可能还会进行75 g口服葡萄糖耐量试验（OGTT试验，即服用一定量的葡萄糖2小时后测量血糖值，临床上又称"糖耐受2小时血糖"或"OGTT 2h"）、随机血糖值等血糖检查。医生会通过这些检查的结果，判定你是否患有糖尿病。

另外，糖尿病有时候会在进行眼底检查或治疗其他伤病时被发现。为了在糖尿病还不严重时进行正确的管理，建议每年做1次体检。

● HbA1c是什么？

HbA1c是红细胞中的血红蛋白与血清中的葡萄糖发生反应并结合形成的产物。通常认为，糖化血红蛋白浓度可有效反映过去2~3个月的平均血糖水平。

糖化血红蛋白由HbA1a、HbA1b、HbA1c组成，其中HbA1c占约70%，且结构较为稳定，临床上常用作糖尿病的监测指标。

糖尿病的诊断标准

根据《中国2型糖尿病防治指南（2024年版）》，如果患者有典型的糖尿病症状（如多饮、多尿、多食、不明原因的体重下降），满足空腹血糖值≥7.0 mmol/L，或糖耐受2小时血糖值≥11.1 mmol/L，或HbA1c≥6.5%，或随机血糖值≥11.1 mmol/L，可诊断为糖尿病。

如果缺乏典型的糖尿病症状，则需要同一时间点的两个血糖指标或两个不同时间点的血糖指标达到或超过诊断切点（不包括随机血糖）方可诊断为糖尿病。

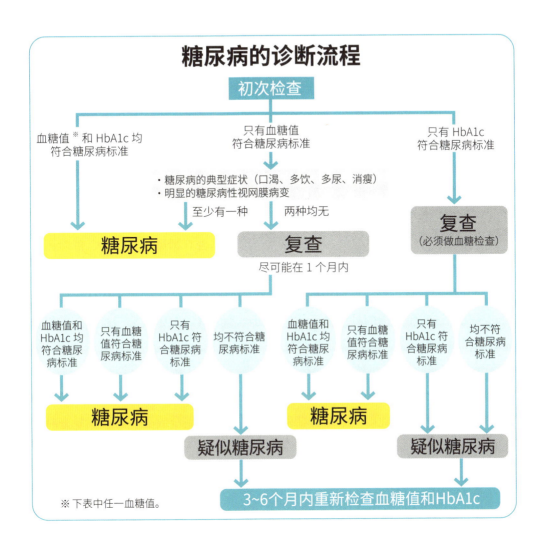

糖尿病的诊断流程

初次检查

血糖值※和 HbA1c 均
符合糖尿病标准

只有血糖值
符合糖尿病标准

只有 HbA1c
符合糖尿病标准

· 糖尿病的典型症状（口渴、多饮、多尿、消瘦）
· 明显的糖尿病性视网膜病变

至少有一种　　两种均无

糖尿病

复查

复查
（必须做血糖检查）

尽可能在 1 个月内

血糖值和
HbA1c 均
符合糖尿
病标准

只有血糖
值符合糖
尿病标准

只有
HbA1c 符
合糖尿病
标准

均不符合糖尿
病标准

血糖值和
HbA1c 均
符合糖尿
病标准

只有血糖
值符合糖
尿病标准

只有
HbA1c 符
合糖尿病
标准

均不符
合糖尿
病标准

糖尿病

糖尿病

疑似糖尿病

疑似糖尿病

※下表中任一血糖值。

3~6个月内重新检查血糖值和HbA1c

● 糖尿病的诊断标准

血糖	空腹血糖值	≥ 7.0 mmol/L
	糖耐受2小时血糖值	≥ 11.1 mmol/L
	随机血糖值	≥ 11.1 mmol/L
HbA1c		≥ 6.5%

注：满足以上任意一条，同时出现糖尿病典型症状，方可诊断为糖尿病。

3类诊断结果

诊断结果可分为正常型、临界型、糖尿病型。

检查结果分为3种类型

诊断糖尿病的血液检查结果，可分为正常型、临界型、糖尿病型3种类型。

当检测报告上空腹血糖值的检查结果是糖尿病型，HbA1c的结果也是糖尿病型时，基本可以确诊为糖尿病。但是，如果有一项不是糖尿病型，就需要进行复查。复查时，除了测量空腹血糖值外，还要进行75 g口服葡萄糖耐量试验和随机血糖检测等。医生会根据这些检查结果，再综合是否有糖尿病并发症、危险因素（家族遗传史、高血压、年龄、肥胖、吸烟等）的程度等，判断是否为糖尿病。

糖尿病的诊断不是一件简单的事情。因为血糖会在一天内起起伏伏，发生较大的变化，这叫作血糖的日波动，后文会进一步讲解。健康人士的血糖在餐前是最低的，而后随着进食而升高，并在餐后1~2小时内达到最高值。之后，又会快速回落至空腹时的水平。

有些人的空腹血糖值是正常的，但HbA1c偏高。糖尿病初期患者的血糖大多只会在餐后上升，因此即便空腹血糖值低，也不可以完全放心。需要在复查时检查餐后血糖值，进一步确认。

临界型也需要小心

被诊断为临界型的人也不可以放松警惕。临界型的人虽然现在还未患糖尿病，但已经处于随时都有可能发展成糖尿病的状态。而且，临界型的人发生心绞痛、脑卒中等并发症的风险也高于健康人士。

但是，如果从这个阶段开始改善饮食、积极运动，身体就有可能恢复到健康的状态。因此，请临界型的患者务必参考本书，改善生活习惯。

确诊糖尿病前需要进行多次检查。每一项检查都是必要的，请不要有遗漏。

● 根据专项体检的结果加以判断

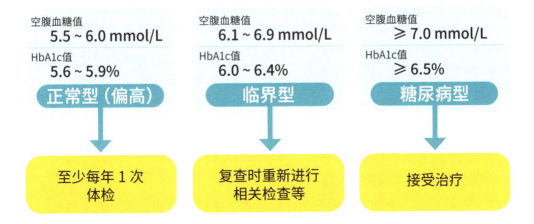

空腹血糖值
5.5 ~ 6.0 mmol/L

HbA1c值
5.6 ~ 5.9%

正常型（偏高）

↓

**至少每年 1 次
体检**

空腹血糖值
6.1 ~ 6.9 mmol/L

HbA1c值
6.0 ~ 6.4%

临界型

↓

**复查时重新进行
相关检查等**

空腹血糖值
≥ 7.0 mmol/L

HbA1c值
≥ 6.5%

糖尿病型

↓

接受治疗

● 空腹血糖值和糖耐受 2 小时血糖值的比较

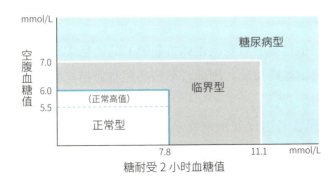

mmol/L

空腹血糖值

7.0
6.0
5.5

糖尿病型

临界型

（正常高值）

正常型

7.8   11.1   mmol/L

糖耐受 2 小时血糖值

诊断糖尿病时，医生会根据专项体检的结果及之后进行的血糖复查结果，将患者分为糖尿病型、临界型和正常型 3 种。

如果糖耐受 2 小时血糖较高，那么即便空腹血糖值正常，也会被判定为临界型或糖尿病型。另外，如果空腹血糖值在 5.5~6.0 mmol/L，那么即便属于正常型，也是正常高值，需要改善生活习惯。

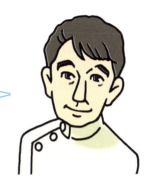

测量各种血糖是因为……

用来诊断糖尿病的血糖检查包含空腹血糖、糖耐受 2 小时血糖和随机血糖 3 种。为什么需要检查 3 种血糖呢？因为血糖值在一日内的波动很大。以健康人士为例，他们的血糖在餐前较低，餐后升高，每天会形成 3 座山峰（早、中、晚饭后）。不同阶段的糖尿病体现出来的血糖值波动也是不同的。有的只在餐后升高，有的则不管餐前还是餐后，整体都处于较高水平。

糖尿病和妊娠

"治疗糖尿病期间，也可以妊娠、生产吗？"

这是很多女性关心的问题。以前，糖尿病患者的妊娠、分娩是一件很困难的事情。但是现在，只要做好血糖管理，就可以生出健康的宝宝。不过，妊娠前，必须让血糖值维持在一个良好的状态。妊娠初期（4~9周），如果血糖值偏高，会有很大的概率对胎儿的发育产生不良影响。因此，孕妇需要在妊娠前，就有计划地严格控制血糖。另外，视网膜病变、肾病等并发症可能会在妊娠期间恶化，女性必须在妊娠前先检查自己是否患有这类并发症。

妊娠前一直使用口服药治疗的患者，在妊娠期间，需要改成胰岛素注射。因为口服药可能会随着胎盘被胎儿吸收，令其出生后患上低血糖。而胰岛素不会经过胎盘，不会有这方面的担心。另外，妊娠期间的血糖值容易升高，即便是一直采用饮食疗法来控制血糖的人，也可能需要在怀孕后改成胰岛素治疗。

如果妊娠期间的血糖值过高，容易生出体重超过4 kg的巨大儿。而且，胎儿体型过大会增加难产风险。因此，孕妇必须将血糖控制在一个良好的状态。

另外，孕妇体重超标容易引发妊娠期高血压综合征（妊娠中毒症）。因此，孕妇妊娠期间一定要做好体重管理，避免过度发胖。均衡的饮食搭配适量的运动，不仅可以防止过度发胖，还能改善胰岛素的作用，更好地控制血糖。

没有糖尿病的人，也可能会在妊娠期间血糖值升高，这叫作"妊娠期糖尿病"。为了平安生产，这类人也要和糖尿病孕妇（糖尿病合并妊娠）一样控制血糖。无论是哪种情况，都需要和主治医生商量，有计划地准备妊娠与生产。

第3部分

糖尿病的并发症

确诊糖尿病后，
如果不治疗，
会有什么样的后果呢？

如果不立即开始治疗，将来极有可能出现并发症。糖尿病的并发症是指由血糖值升高引起的糖尿病相关疾病，有时候会在糖尿病初期出现。糖尿病的三大并发症是视网膜病变、肾脏疾病和神经病变。脑卒中、心肌梗死等危及生命的疾病也是糖尿病患者容易发生的并发症。本章主要介绍糖尿病并发症的种类、具体原因，以及预防措施。

如果不治疗糖尿病会出现并发症

确诊糖尿病后，如果不治疗，任其发展，几年后就会出现并发症。

并发症可能会出现在糖尿病前期

2型糖尿病初期几乎没有自觉症状。即便被告知患有这种血糖值高的疾病，人们也不会有"我现在血糖值很高"的实感。因此，不少人会觉得这个病没什么大不了的，从而拒绝治疗或中止治疗。调查显示，已经确诊为糖尿病却拒绝治疗或中止治疗的患者，占糖尿病患者的近一半。如果不治疗，任其发展，那么几年后，随着糖尿病的发展，患者可能会陷入糖尿病昏迷（即糖尿病酮症酸中毒，参考第21页）的危险状态。这是糖尿病加重到一定程度后引发的急性并发症。但比这个更可怕的是慢性并发症。

慢性并发症是由血糖值长期处于高水平引起的糖尿病相关疾病。遗憾的是，有不少患者因为放任不管，或血糖值控制情况不佳，而在几年后患上严重的并发症，最后不得不又回到医疗机构重新开始治疗。

并发症可能会出现在糖尿病初期，且危险度逐年递增。接受治疗的人和不接受治疗的人，病情发展会有很大不同。

并发症产生的根本原因是血液中过度增加的葡萄糖对血管和神经产生了不良影响。因此，并发症可能会出现在身体的任何一个部位。

并发症有很多种类

视网膜病变（可能会导致失明）、肾脏疾病和神经病变（可能会导致足部坏疽）是糖尿病的典型并发症，被称为糖尿病三大并发症。

除此之外，心肌梗死、脑梗死等危及生命的疾病，高血压、高脂血症等可能会导致动脉硬化的疾病也是常见的糖尿病并发症。研究还发现，糖尿病患者罹患牙周病、认知障碍、睡眠呼吸暂停综合征的风险也很高。

为了不引发这些并发症，确诊糖尿病后，请务必立即接受治疗。

● 如果对糖尿病放任不管

几年后，患者可能罹患各种糖尿病并发症。

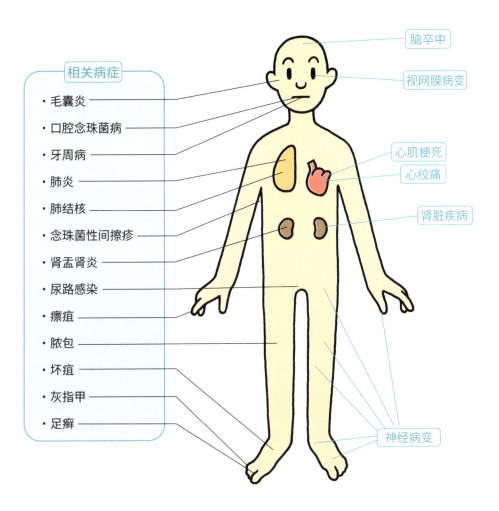

相关病症

· 毛囊炎
· 口腔念珠菌病
· 牙周病
· 肺炎
· 肺结核
· 念珠菌性间擦疹
· 肾盂肾炎
· 尿路感染
· 瘭疽
· 脓包
· 坏疽
· 灰指甲
· 足癣

脑卒中

视网膜病变

心肌梗死
心绞痛

肾脏疾病

神经病变

● 糖尿病的三大并发症

糖尿病肾脏疾病

肾脏泌尿功能衰退，导致无法将废物排出体外。

糖尿病视网膜病变

视网膜发生病变，导致视力变差甚至失明。

糖尿病神经病变

末梢神经发生病变，导致手脚感觉变迟钝、麻痹、疼痛。

并发症1 糖尿病视网膜病变

如果将眼睛的结构比作照相机，那这个疾病就相当于胶卷损坏。

视网膜受损引起的视网膜疾病

糖尿病视网膜病变主要发病于眼睛的视网膜上，是导致成年人失明的第二大原因。日本每年大约有3 900人因此而失明。根据学者2023年的研究显示，中国大约有1 950万糖尿病患者合并发视网膜病变。据说患糖尿病超过10年的人中，有接近一半的人即便没有失明，视网膜也或多或少会出现问题。

如果将眼睛的结构比作照相机，晶状体就相当于镜头，视网膜相当于胶卷。视网膜具有非常重要的作用，它会将从瞳孔进入的光信息转化为图像，然后通过视觉神经传达给大脑。另外，视网膜上还分布着很多毛细血管，负责给眼球输送营养和氧气。

当血糖值长期处于高水平时，会对视网膜上的毛细血管造成损害，引起糖尿病视网膜病变。根据病程的发展，糖尿病视网膜病变可分为两大阶段：非增殖型糖尿病视网膜病变和增殖型糖尿病视网膜病变。视网膜受到损害后，毛细血管会被堵塞，形成小瘤，等小瘤破裂后，会造成点状出血。随后，血液中的蛋白质、脂肪可能会渗入视网膜内，形成白斑。处于这两个阶段时，几乎没有自觉症状。

严重时可能会失明

随着病情的加重，视网膜上会形成一种叫作新生血管的异常血管，并向着眼球玻璃体内部生长。在这种情况下，如果血糖值突然上升，就可能导致新生血管破裂，引起玻璃体内部出血。也可能导致新生血管周围生成异常细胞，造成视网膜脱落，最终失明。

糖尿病患者可以通过控制血糖和定期检查眼底，抑制病情发展。如果发展到非增殖型或增殖型阶段，只要新生血管还停留在视网膜中，就可以采用视网膜激光光凝术进行治疗。

糖尿病视网膜病变在发展到很严重的程度之前，几乎没有自觉症状。因此，患者应该控制血糖，定期检查眼底，早发现、早治疗尤为重要。

● 眼睛的结构和工作原理

眼睛的工作原理和照相机相似。我们看到的风景等视觉信息会以光的形式穿过眼球的晶状体和玻璃体，落到相当于胶卷的视网膜上。视网膜会将这些图像信息转化为数据，通过视觉神经传达给大脑。

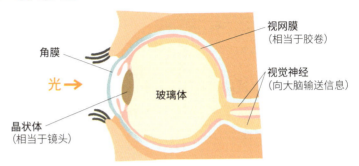

角膜

光 →

晶状体
（相当于镜头）

玻璃体

视网膜
（相当于胶卷）

视觉神经
（向大脑输送信息）

● 糖尿病视网膜病变的发展过程

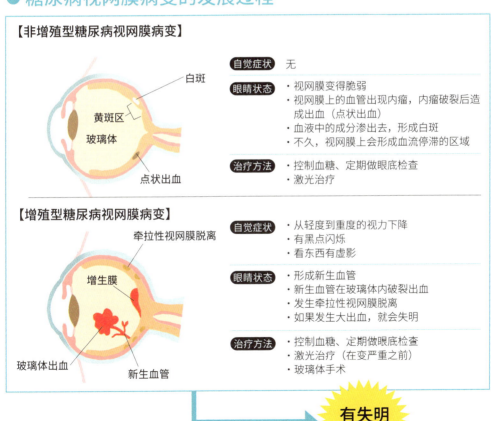

【非增殖型糖尿病视网膜病变】

白斑

黄斑区

玻璃体

点状出血

自觉症状	无
眼睛状态	· 视网膜变得脆弱 · 视网膜上的血管出现内瘤，内瘤破裂后造成出血（点状出血） · 血液中的成分渗出去，形成白斑 · 不久，视网膜上会形成血流停滞的区域
治疗方法	· 控制血糖、定期做眼底检查 · 激光治疗

【增殖型糖尿病视网膜病变】

牵拉性视网膜脱离

增生膜

玻璃体出血

新生血管

自觉症状	· 从轻度到重度的视力下降 · 有黑点闪烁 · 看东西有虚影
眼睛状态	· 形成新生血管 · 新生血管在玻璃体内破裂出血 · 发生牵拉性视网膜脱离 · 如果发生大出血，就会失明
治疗方法	· 控制血糖、定期做眼底检查 · 激光治疗（在变严重之前） · 玻璃体手术

有失明
风险

并发症2　糖尿病肾脏疾病

为了防止将来肾功能衰竭或完全依赖血液透析，请务必定期检查。

肾脏过滤功能受损引起的疾病

　　肾脏的职责是过滤血液中多余的废物和盐分，随尿液排出体外，同时将氨基酸等人体的必需成分重新吸收。另外，当血液运行不畅时，肾脏还会分泌一种叫作肾素的激素，调节血压。

　　过滤血液、形成并排出尿液、重新吸收必需的营养成分，这些工作都是由肾脏中的肾小球负责。肾小球是由毛细血管聚集而成的像毛线球一样的球状体。肾脏中有超过100万个肾小球为我们过滤血液。

　　但是，当人体患上糖尿病或血糖值长期处于高水平时，肾小球就无法正常发挥过滤功能，导致废物堆积在体内，而正常情况下不会穿过肾小球的蛋白质、红细胞、白细胞等则纷纷穿过肾小球，和尿液一起被排出体外。病情如果进一步加重，肾小球的过滤功能甚至会完全失效。

肾病会分阶段恶化

　　由高血糖引发的糖尿病肾脏病变，在初期几乎没有自觉症状。因此，糖尿病患者需要接受包括尿蛋白检查在内的肾功能检查。在初期，尿液中的蛋白质并不多，所以需要做的不是尿蛋白检查，而是检查尿液中的尿微量白蛋白。如果能在这个阶段查出糖尿病肾脏病变，就有治愈的可能。

　　随着病情的发展，肾脏的过滤功能将继续下降，身体会出现高血压、足部肿胀等自觉症状。再进一步恶化的话，肾脏就会完全停止工作，导致肾功能衰竭。此时，身体会出现全身水肿、易疲劳等自觉症状。病情发展到这个阶段后，就需要进行透析治疗了。因此，为了防止肾病恶化，请在初期阶段就开始定期检查。

　　最近，随着患者的老龄化及治疗药物的发展，和肾功能障碍合并在一起的糖尿病肾脏疾病患者正在增加。也就是说，糖尿病肾脏疾病的诊断不再需要按照原来的阶段，也不再需要经历白蛋白尿的时期了。

● 肾脏的功能及尿液形成的原理

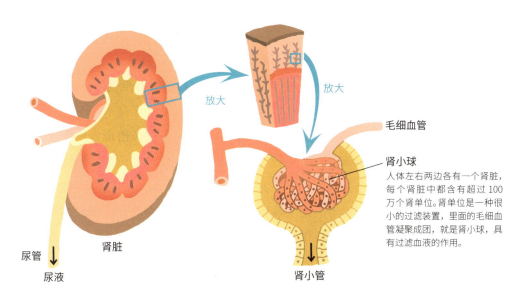

放大

放大

毛细血管

肾小球
人体左右两边各有一个肾脏，每个肾脏中都含有超过 100 万个肾单位。肾单位是一种很小的过滤装置，里面的毛细血管凝聚成团，就是肾小球，具有过滤血液的作用。

尿管
尿液

肾脏

肾小管

尿液的形成过程

我们通过饮食摄入的营养成分在被人体利用后，多余的部分及废物会随血液一起输送到肾脏。在肾脏的肾小球中，血液中的废物会和水一起被过滤掉，通过肾小管，形成尿液被排出体外。若血糖长期处于高水平，肾小球组织会变得粗糙，使蛋白质这样的有益物质也和废物一起被排泄出去，这时尿液中就会有蛋白质。同时，肾脏的泌尿功能也会下降，造成尿量减少，废物堆积在体内。

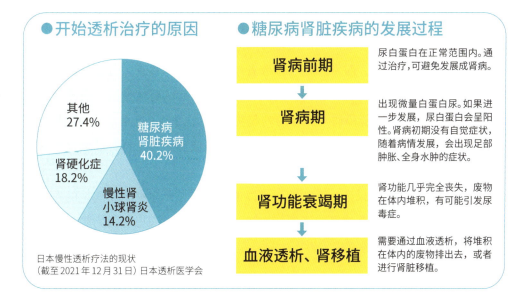

● 开始透析治疗的原因

其他
27.4%

糖尿病肾脏疾病
40.2%

肾硬化症
18.2%

慢性肾小球肾炎
14.2%

日本慢性透析疗法的现状
（截至 2021 年 12 月 31 日）日本透析医学会

● 糖尿病肾脏疾病的发展过程

肾病前期

尿白蛋白在正常范围内。通过治疗，可避免发展成肾病。

肾病期

出现微量白蛋白尿。如果进一步发展，尿白蛋白会呈阳性。肾病初期没有自觉症状，随着病情发展，会出现足部肿胀、全身水肿的症状。

肾功能衰竭期

肾功能几乎完全丧失，废物在体内堆积，有可能引发尿毒症。

血液透析、肾移植

需要通过血液透析，将堆积在体内的废物排出去，或者进行肾脏移植。

并发症3 糖尿病神经病变

糖尿病神经病变发生在神经末梢上，是糖尿病初期就会出现的并发症。

感觉、运动、自主神经的功能障碍

我们的身体会动或能感觉到疼痛，是因为大脑通过遍布全身的神经，向身体各部位传递信息。但是，当人体患上糖尿病，血糖长期处于高水平时，位于身体远端的神经末梢的传达功能就会出现异常，导致全身各部位出现各种症状，比如手脚麻木、疼痛、站起来时头晕目眩、胃肠功能障碍等。这就是糖尿病神经病变。神经末梢包括感知疼痛、温度等的感觉神经，支配身体活动的运动神经，以及调节内脏功能、激素分泌等的自主神经3种。和其他并发症相比，糖尿病神经病变出现的时间相对较早，可能会在糖尿病初期出现。

● 感觉神经、运动神经的功能障碍

感觉神经和运动神经的功能障碍，会在糖尿病初期就显现出来。主要症状表现为手脚麻木、疼痛、冷暖感知迟钝、手脚偶有刺痛感、抽筋、肌肉无力等。随着感觉神经功能障碍的加重，对疼痛或温度的感知能力可能会进一步减退，变得难以发现烫伤或其他创伤，还容易引起溃疡（组织炎症）或坏疽（组织腐烂）。

● 自主神经的功能障碍

自主神经调控着关乎生命的身体活动，比如体温，血压，心脏搏动，胃肠的消化、吸收等。当自主神经的功能出现障碍时，人体会出现各种症状，比如明明不热却会出现异常发汗，时常感觉头晕或者站起来时头晕目眩，胃肠功能减退造成的反胃、食欲不振、便秘、腹泻，血液循环变差引起的身体发烫、发冷等。除此之外，神经性膀胱功能障碍和男性的勃起功能障碍（ED）也是常见的症状。另外，自主神经功能障碍还会让人难以感受到心绞痛或心肌梗死特有的胸部疼痛，导致这些疾病某一天突然发作。

糖尿病神经病变如果还处于初期，可以通过严格控制血糖阻止病情的发展，消除症状，甚至有可能令神经功能恢复如初。另外，糖尿病患者因为脚部受伤等去其他科室治疗时，请务必先告诉医生自己是糖尿病患者。

● 神经功能障碍的主要症状

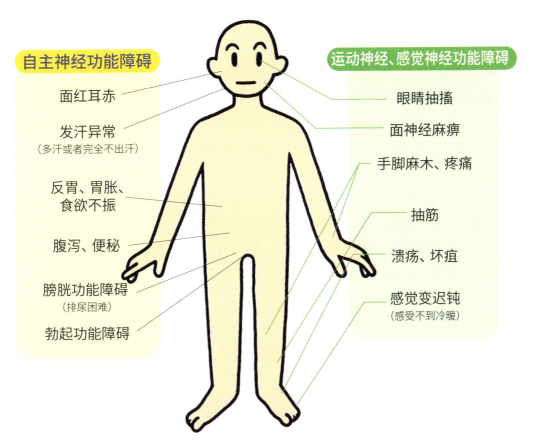

自主神经功能障碍

面红耳赤

发汗异常
（多汗或者完全不出汗）

反胃、胃胀、
食欲不振

腹泻、便秘

膀胱功能障碍
（排尿困难）

勃起功能障碍

运动神经、感觉神经功能障碍

眼睛抽搐

面神经麻痹

手脚麻木、疼痛

抽筋

溃疡、坏疽

感觉变迟钝
（感受不到冷暖）

为什么会引发神经功能障碍？

高血糖
↓

● 血液循环变差，无法给神经细胞输送充足的营养，导致神经组织功能出现异常。

● 糖代谢过程中产生一种叫作山梨糖醇的物质堆积在神经细胞内，使它无法正常地发挥功能。

足部容易发生的异常

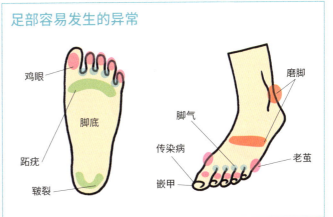

鸡眼

脚底

跖疣

皲裂

磨脚

脚气

传染病

嵌甲

老茧

糖尿病的其他并发症

除了三大并发症外，糖尿病还会引发很多危险的其他并发症。

● 动脉硬化

　　动脉硬化是指脂肪、胆固醇等物质沉积在动脉血管内壁上，形成一种叫作斑块的块状沉积物，导致血液流通的通道变细的状态。随着动脉硬化的加剧，斑块可能会堵住血管，或者破裂形成血栓，它还可能随血液流动到大脑等身体的其他部位，并在那里堵住细小的血管。这就是心肌梗死和脑卒中的原因之一。众所周知，糖尿病患者容易发生动脉硬化，且容易恶化，罹患脑卒中的概率更是健康人士的3倍。动脉硬化容易发生在糖尿病的初期，患者在严格控制血糖的同时，还必须做好充分的措施，预防动脉硬化。引起动脉硬化的危险因素除了高血糖外，还有高血压、高脂血症、吸烟等。因此，在日常的饮食生活中，请注意不要摄入过多会增加胆固醇的动物性脂肪，以及会提升血压的盐分。同时，还要尽可能避免吸烟、压力、疲劳等危险因素。

● 牙周病

　　牙周病是一种由细菌感染引起的牙齿及牙周组织的疾病。患上牙周病后，牙龈会发炎，出现肿痛、出血的症状。牙齿和牙龈之间的空隙（牙周袋）也会加深，损害支撑牙齿的牙槽骨，最终令牙齿脱落。

　　糖尿病患者容易得牙周病，且容易发展为重症。另外，有报告称，牙周病不

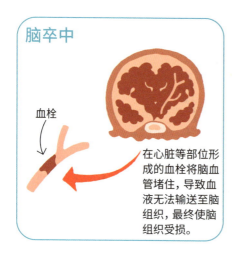

脑卒中

血栓

在心脏等部位形成的血栓将脑血管堵住，导致血液无法输送至脑组织，最终使脑组织受损。

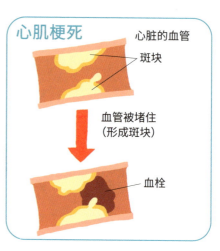

心肌梗死

心脏的血管

斑块

血管被堵住（形成斑块）

血栓

利于控制血糖，所以治疗牙周病，反而能帮助患者更好地控制血糖。

● 认知障碍

糖尿病患者随着年龄的增长，患阿尔茨海默病或血管性痴呆的概率是健康人士的2~4倍。患上认知障碍后，你可能很难再自主地进行血糖控制。这时，为了吃药或注射胰岛素，不得不需要看护人员。因此，为了避免患上认知障碍，请积极地坚持糖尿病的治疗。

● 传染病

患上糖尿病后，身体的免疫力会降低，因此容易引发传染病。传染病是指由病毒或细菌感染引发的疾病。感冒是日常生活中常见的一种传染病。糖尿病患者经常感冒，且很容易病情加重，发展为支气管炎或肺炎。除了感冒外，糖尿病患者还容易患呼吸道传染病、膀胱炎、肾盂肾炎、脚气、念珠菌病等传染病、蛀牙、牙周病等。为了预防这些传染病，糖尿病患者必须在控制血糖的同时，保证充足的睡眠，缓解压力，养成规律的作息，以防免疫力下降。

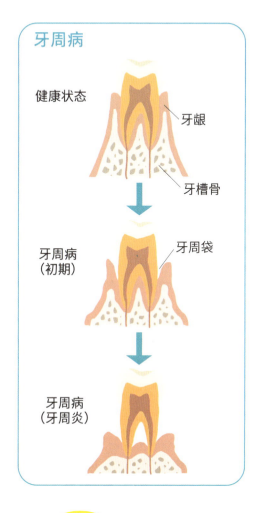

牙周病

健康状态　　　　　　牙龈

　　　　　　　　　　牙槽骨

牙周病（初期）　　　牙周袋

牙周病（牙周炎）

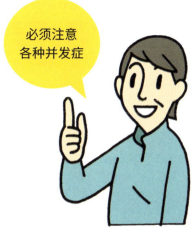

必须注意各种并发症

糖尿病和睡眠

　　24小时营业的餐厅和便利店、全年无休的超市、随时随地都能联通的网络……这些都让现代人可以不分昼夜地做各种事情。但是，失眠的人也在不断增加。最近几年的调查显示，日本的成年男女中，有20%的人有失眠问题。而且这个比例和年龄成正比，超过60岁的人中，每3人就有1人正在饱受失眠的折磨。另外，成年人中，每20人里就有1人在服用安眠药。

　　失眠的人容易患糖尿病、高血压和抑郁症等。而且如果对睡眠呼吸暂停综合征放任不管，不仅会引发糖尿病、高血压等生活方式病，患心脏病、脑卒中的风险也会增加。

　　造成睡眠呼吸暂停综合征的一大原因是肥胖。肥胖会导致呼吸道变窄，而睡觉时肌肉又会变得松弛。在这种状态下，呼吸道就会被堵塞，导致呼吸困难。但另一方面，失眠也容易导致肥胖。

　　然而，既有失眠的烦恼，又有肥胖倾向的人，消除肥胖后，不仅可以解决失眠问题，还能规避糖尿病的风险。研究结果表明，睡眠不足会导致血糖值升高。虽然睡眠不足的健康人士胰岛素分泌量和睡眠充足的人差不多，但早餐后的血糖值要比后者高。

　　要想治疗失眠，应该早上定时定点起床，晒太阳，吃早饭。通过进食启动生物钟，白天活动，到了晚上就睡觉。理想的睡眠时间因人而异，但大多在8小时左右。养成规律的作息，还有助于消除肥胖。因此，请一定要改善生活习惯，避免进入失眠、肥胖、糖尿病的恶性循环。

第 4 部分

糖尿病的最新治疗

治疗糖尿病的
药物有哪些?

治疗糖尿病的基本方法是饮食疗法和运动疗法。如果从这两方面着手治疗之后，血糖的控制情况依然不佳，那就再加入药物疗法。药物疗法大致可分为口服药物和注射胰岛素两类。这两类中包括胰高血糖素样肽-1（GLP-1）受体激动剂等注射药物，以及二肽基肽酶-4（DPP-4）抑制剂和钠-葡萄糖协同转运蛋白-2（SGLT-2）抑制剂等口服药物。本章将具体介绍药物疗法中使用的各种药物。

通过控制血糖减缓病情发展

为了减轻胰腺的负担，必须将高血糖拉回正常范围。

控制血糖，减轻胰腺负担

一旦确诊糖尿病，即便没有自觉症状，也必须立即开始治疗。

糖尿病的治疗目标在于尽可能将处于高水平的血糖值拉低，使其接近正常水平，减轻胰腺的负担。因此，确诊糖尿病的时候，即便没有自觉症状，胰腺的功能也已经衰退。

在这种状态下，如果血糖值持续走高，也就是说，血液中的葡萄糖含量如果一直处于较高水平，那么胰腺为了减少其含量，就会不停地分泌胰岛素。这会让胰腺更加疲惫，功能持续衰退。

换言之，如果不治疗，胰腺的功能就会不断衰退，直至身体无法分泌充足的胰岛素。那时，就只能从外部注射胰岛素来弥补。换言之，如果在高血糖阶段就采取合适的方法积极地治疗，胰腺的功能还有可能恢复。

治疗糖尿病不仅能减轻胰腺负担、减缓糖尿病的发展，还能预防由长期高血糖引发的各种并发症。因此，请务必积极地接受治疗。

血糖控制的目标

为了预防并发症，应将HbA1c的目标值设置在7.0%以下。与之对应的空腹血糖值为7.2 mmol/L以下，餐后2小时血糖为10 mmol/L以下。但是，目标值的设定也和年龄、糖尿病的发病时间、是否有并发症等因素有关。

另外，低血糖对老年人的危害极大，且老年人的身心机能存在很大的个体差异。2016年，日本糖尿病学会和日本老年医学会针对老年糖尿病患者（65岁以上）制定了新的血糖值控制目标。

老年人的目标值应根据患者的年龄、患病时长、低血糖的危害性等因素来制定。因为老年人需要一边预防低血糖，一边进行安全且有效的糖尿病治疗，因此目标值的设定应比年轻人更加宽松。具体请咨询自己的主治医生。

● 血糖控制的目标值

目标值由每个人的身体情况和治疗方案决定。
请向自己的主治医生确认自己的目标值。

血糖控制目标值

	控制目标值[①]		
目标	血糖正常化的目标值[②]	预防并发症的目标值[③]	难以按照严格标准治疗时的目标值[④]
HbA1c（%）	不超过 6.0	不超过 7.0	不超过 8.0

医生会根据患者的年龄、患病时长、脏器功能情况、低血糖的危害性等，为各个患者制定合适的治疗目标。

注：①均是针对成人设定的目标值。另外，这些目标不适用于妊娠期。
②仅靠恰当的饮食疗法和运动疗法即可实现时的目标值。或者需要进行药物疗法才能实现，但不会产生低血糖等副作用。
③如果需要预防并发症，就将目标值设为不超过7%。换算成对应的血糖值的话，即空腹血糖值不超过7.2 mmol/L，餐后2小时血糖不超过10 mmol/L。
④因为低血糖等副作用或其他原因，导致患者很难按严格标准进行治疗时的目标值。

老年糖尿病患者的血糖控制目标（HbA1c值）

患者的特征与健康状况	类别 I	类别 II	类别 III
	①认知功能正常 且 ②日常生活活动能力（ADL）评估结果为独立	①轻度认知功能障碍，或者患轻度阿尔茨海默病 或 ②工具性ADL低下、基础性ADL独立	①患中度及以上的阿尔茨海默病 或 ②基础性ADL低下 ③有并存疾病或功能障碍

使用过可能会引发重症低血糖的药物（胰岛素制剂、磺酰脲类药物、格列奈类药物等）	无	不超过7.0%	不超过7.0%	不超过8.0%
	有	65~75岁 6.5%~7.5% / 75岁以上 7.0%~8.0%	7.0%~8.0%	7.5%~8.5%

医生会根据患者的**年龄、患病时长、低血糖的危害性**等为各个患者设定治疗目标。如果患者是老年人，则还需考虑认知功能、基础性 ADL、工具性 ADL、并存疾病等。但是，随着年龄的增长，患重症低血糖的风险也会升高，需要注意。

基础性 ADL	穿衣、移动、洗漱、大小便等
工具性 ADL	购物、做饭、服药、财务管理等

基本治疗方法是饮食、运动、药物疗法

饮食疗法、运动疗法、药物疗法是糖尿病的三大疗法。其中，饮食疗法尤为重要。

最重要的是饮食疗法

治疗糖尿病的基本方法有饮食疗法、运动疗法和药物疗法3种。其中，最重要的是与热量的摄入和消耗息息相关的饮食疗法。

患上糖尿病后，人体便无法顺利地将食物摄入的糖类转化为能量，因此血糖值会升高，增加胰腺的负担。为了不给胰腺造成负担，患者必须控制血糖值，防止其急剧上升。为此，就需要在保证营养均衡的同时，减少通过饮食摄入的热量，减少血液中糖类的含量。

消除肥胖，降低血糖

运动疗法是消除肥胖的最佳方式。肥胖是造成糖尿病的罪魁祸首之一。当人体变得肥胖，内脏脂肪增加时，就会形成肥大的异常脂肪细胞。而这种脂肪细胞会分泌一种减弱胰岛素作用的激素。通过运动消除肥胖后，脂肪细胞就会减少。这时，它又会分泌一种增强胰岛素作用的激素。另外，肌肉活动时，会消耗更多葡萄糖。因此，只要增加运动量，血糖值就会降低。

即便没有肥胖，人过了40岁之后，基础代谢会逐渐下降，导致葡萄糖的消耗量减少。基础代谢是指身体在完全静止的状态下，为了保证心脏跳动、消化和吸收食物等维持生命的基础活动，所需要的最低能量代谢。通过运动增加肌肉，有助于提高基础代谢，弥补因为年龄的增长而降低的能量代谢。

缺乏运动的人，只需坚持适量的运动，就可以消耗更多的葡萄糖，从而控制血糖水平。

如果进行饮食疗法和运动疗法后，血糖值依然居高不下，那就需要采用药物疗法。药物疗法有口服药物和注射药物两种。使用哪一种，需要根据糖尿病的发展情况来确定。但是，请不要忘记，即便进行药物治疗，治疗的基本方法也依旧是饮食疗法和运动疗法。

● 糖尿病的治疗（2型糖尿病）

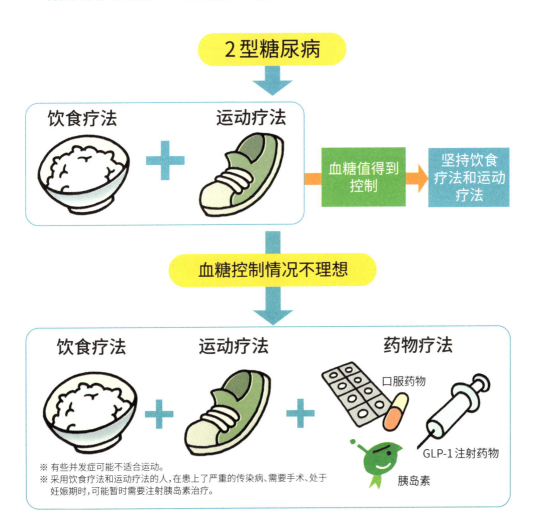

2型糖尿病

饮食疗法 ＋ 运动疗法

血糖值得到控制 ➡ 坚持饮食疗法和运动疗法

血糖控制情况不理想

饮食疗法 ＋ 运动疗法 ＋ 药物疗法

口服药物

GLP-1 注射药物

胰岛素

※ 有些并发症可能不适合运动。
※ 采用饮食疗法和运动疗法的人，在患上了严重的传染病、需要手术、处于妊娠期时，可能暂时需要注射胰岛素治疗。

● 自我管理，避免肥胖（参考第25页）

BMI＝体重(kg)÷(身高(m)×身高(m)) ➡ 努力达到BMI＝22
标准体重(kg)＝身高(m)×身高(m)×22 ➡ 努力达到标准体重

1型糖尿病的治疗

1型糖尿病患者的胰岛素分泌量几乎为 0，需要进行胰岛素治疗。

采用胰岛素治疗

1型糖尿病是由于胰腺内分泌胰岛素的胰岛B细胞受损，导致胰岛素分泌量几乎为0的疾病。这类糖尿病多发于儿童时期，但也有成年人发病。

1型糖尿病主要采用胰岛素治疗，即通过注射的方式，补充人体所需胰岛素。健康人士体内的胰岛素分泌有两种模式：一种是为了维持心肺等脏器活动而持续分泌的胰岛素（基础胰岛素）；另一种是为了将用餐时人体吸收的葡萄糖转化为能量而分泌的胰岛素（餐时胰岛素）。胰岛素制剂根据作用时间的长短，可分为超短效、短效、预混、中效、长效胰岛素5种。胰岛素治疗需要根据年龄、生活方式、血糖控制情况等，采用适合自己的胰岛素种类和用量。其中，应用最为广泛的是每天注射4次胰岛素以强化治疗，即在睡前注射1次中效或长效胰岛素，以补充基础胰岛素，然后在三餐前分别注射1次超短效或短效胰岛素，以补充餐时胰岛素。

最近，持续皮下胰岛素输注（CSII）的应用也越来越广泛。这种疗法也叫胰岛素泵疗法，是一种利用可随身携带的小型胰岛素输入装置，持续性地从皮下输注超短效胰岛素的方法。

血糖的自我管理

与2型糖尿病不同，1型糖尿病的病因并非过食或肥胖等因素。但1型糖尿病患者如果变胖，也会造成胰岛素功能减弱，血糖控制情况变差。因此，也必须注意健康的饮食和适量的运动。另外，患者在保持良好的血糖控制时，必须注意高血糖和低血糖的状况。为此，大家要学会自己测量血糖值，以及自己调整注射量。1型糖尿病患者做好血糖管理，也可以和健康人士一样生活。

● 1型糖尿病的特征

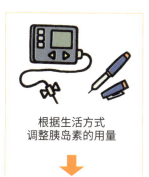

根据生活方式
调整胰岛素的用量

↓

血糖值自我监测

使用血糖仪、持续性血糖
监测仪测量血糖，防止低
血糖

多发于儿童
但也有人成年后才发病

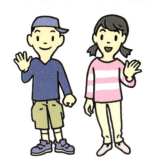

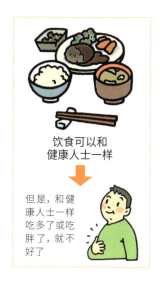

饮食可以和
健康人士一样

↓

但是，和健
康人士一样
吃多了或吃
胖了，就不
好了

积极治疗
即可过上正常的生活

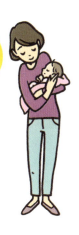

结婚
怀孕
分娩

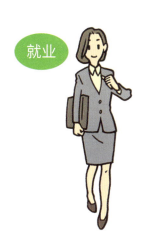

就业

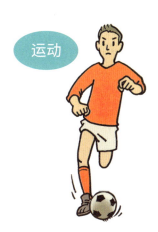

运动

治疗糖尿病的各种药物

如果经过饮食和运动疗法后仍没有改善，则需要进行药物治疗。

控制血糖值的7种口服药物

为了预防糖尿病并发症，如果已经进行了2~3个月的饮食疗法和运动疗法，但HbA1c值仍没有得到改善，依旧在7%以上，那就需要进行药物治疗了。如果自身还能分泌胰岛素，就先使用口服药物（口服降糖药）。口服药物有7种，功效和作用部位各有不同。

口服药物的功效有促进胰岛素分泌、增强胰岛素敏感性、抑制餐后高血糖等。每种药物的功效不同，针对的部位自然也不同。医生一般会根据患者的病情，使用1种或搭配2种以上的口服药物进行治疗。

除此之外，GLP-1受体激动剂这种注射药物也能促进胰岛素的分泌，防止胰腺疲劳。

采用胰岛素疗法并不意味着病情加重

如果血糖长期处于高水平是因为胰岛素分泌不足，那就需要采用胰岛素疗法，通过注射从外部补充胰岛素。

一听到胰岛素疗法，很多人可能会觉得这是糖尿病加重后才会使用的治疗方法。但这不是绝对的。当饮食疗法和运动疗法效果不佳时，即便身体还能分泌胰岛素，也需要暂时采用胰岛素疗法来降低血糖值。等到血糖值得到改善，能继续进行饮食疗法和运动疗法后，就可以停止胰岛素疗法，仅靠口服药物来稳定血糖。另外，因为伤病等原因需要做手术时，或者处于妊娠期时，也需要暂时性地采用胰岛素疗法。等到伤病痊愈，血糖得到控制后，基本就可以恢复原本的治疗方法了。

治疗糖尿病的首要目的是尽可能摆脱高血糖的状态，抑制糖尿病的发展，预防并发症。因此，药物是非常重要的治疗手段。

● 糖尿病治疗药物的功效和作用部位

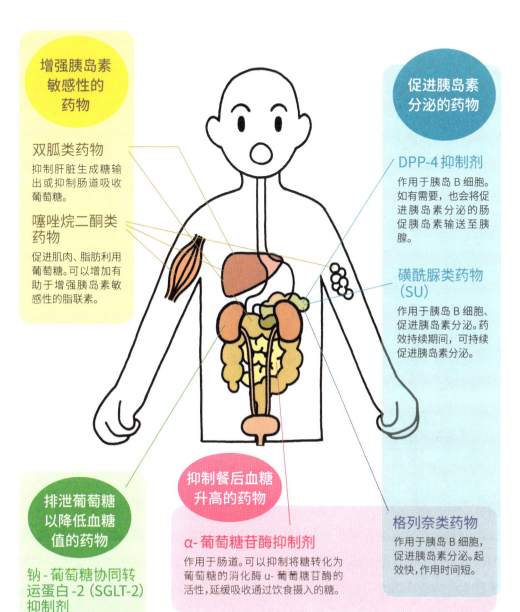

增强胰岛素敏感性的药物

双胍类药物
抑制肝脏生成糖输出或抑制肠道吸收葡萄糖。

噻唑烷二酮类药物
促进肌肉、脂肪利用葡萄糖。可以增加有助于增强胰岛素敏感性的脂联素。

促进胰岛素分泌的药物

DPP-4 抑制剂
作用于胰岛 B 细胞。如有需要，也会将促进胰岛素分泌的肠促胰岛素输送至胰腺。

磺酰脲类药物（SU）
作用于胰岛 B 细胞、促进胰岛素分泌。药效持续期间，可持续促进胰岛素分泌。

排泄葡萄糖以降低血糖值的药物

钠-葡萄糖协同转运蛋白-2（SGLT-2）抑制剂
抑制肾脏对葡萄糖的重新吸收，促进葡萄糖从尿液中排出。

抑制餐后血糖升高的药物

α-葡萄糖苷酶抑制剂
作用于肠道。可以抑制将糖转化为葡萄糖的消化酶 α-葡萄糖苷酶的活性，延缓吸收通过饮食摄入的糖。

格列奈类药物
作用于胰岛 B 细胞，促进胰岛素分泌。起效快，作用时间短。

肠促胰岛素类药物 口服药物 （DPP-4抑制剂）

作用于胰岛 B 细胞的药物，仅在葡萄糖增加时促进胰岛素的分泌。

根据需要分泌胰岛素

肠促胰岛素类药物有DPP-4抑制剂和GLP-1受体激动剂两种。前者为口服药物，后者为注射药物。

肠促胰岛素是进餐时肠道分泌的激素的总称。GLP-1就是其中之一，可作用于胰岛B细胞，促进胰岛素的分泌。

但是，肠道分泌GLP-1的瞬间，其一大半就会被一种叫作DPP-4的酶分解。因此，为了抑制DPP-4的活性，并顺利将GLP-1输送至胰腺，人们开发了DPP-4抑制剂这类药物。

肠促胰岛素类药物不容易造成低血糖

DPP-4抑制剂适用于那些胰腺仍有分泌胰岛素的功能的患者。服用之后，体内肠促胰岛素的量会增加。而肠促胰岛素最大的优点是只会在进食后，也就是血液中葡萄糖含量增加时促进胰岛素分泌。当葡萄糖含量变少时，胰岛素的分泌量也会减少。因此只服用这种药的话，不容易引起低血糖。除此之外，肠促胰岛素还能抑制胰岛A细胞分泌胰高血糖素。而胰高血糖素会令血糖值升高。

在动物实验中，研究人员发现服用这种药物的老鼠体内的胰岛B细胞增加了。因此，这种药物可能还有助于增加分泌胰岛素的胰岛B细胞的数量，或者不让其减少。目前为止，市面上还没有能够增加胰岛B细胞数量的药物，这也是人们对于DPP-4抑制剂的治疗效果抱有很高期望的原因。

但是，如果和促进胰岛素分泌效果很强的磺酰脲类药物一起服用，可能会因为药效太强，引发低血糖。虽然单独服用DPP-4抑制剂不容易引发低血糖，但当从其他药物换成DPP-4抑制剂时，或和其他药物一起服用时，请务必注意自己的身体情况，随时查看是否有低血糖的症状出现。

DPP-4 抑制剂

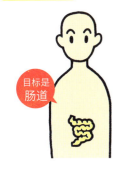

目标是肠道

作用机制

抑制DPP-4的活性，防止其破坏肠道分泌的肠促胰岛素，并将肠促胰岛素输送至胰腺。

适用人群

胰腺仍有分泌胰岛素的能力，但胰岛素水平不高的人。

副作用

和其他治疗糖尿病的药物一起服用时，可能会造成低血糖。

主要有哪些药？

通用名	用法与用量
磷酸西格列汀	50~100 mg/日　1日1次
维格列汀	100 mg/日　1日2次　早晚
苯甲酸阿格列汀	25 mg/日　1日1次
利格列汀	5 mg/日　1日1次
氢溴酸替格列汀	20~40 mg/日　1日1次
阿拉格列汀	200~400 mg/日　1日2次　早晚
沙格列汀	5 mg/日　1日1次
曲格列汀	100 mg/周　1周1次
奥格列汀	25 mg/周　1周1次

注：药物的具体用法用量请遵医嘱。

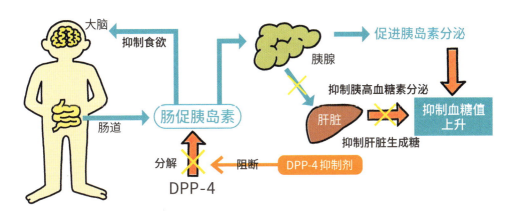

肠促胰岛素类药物 　注射药物　（GLP-1受体激动剂）

仿照体内的 GLP-1 制造的注射药物，是研究蜥蜴唾液时开发的药物。

源自蜥蜴唾液的药物

GLP-1受体激动剂是仿照肠促胰岛素中GLP-1的结构，人工制造的注射药物。它和GLP-1有什么不同呢？人体内的GLP-1会被DPP-4分解，而GLP-1受体激动剂则很难被破坏。因此，人体内的GLP-1分泌出来后，很快就会消失。而GLP-1受体激动剂则能持续很久。

目前，日本市面上有利拉鲁肽、艾塞那肽、利司那肽和杜拉鲁肽4种GLP-1受体激动剂。其中，艾塞那肽较特殊，是从蜥蜴的唾液中分离制成的。这种唾液成分和GLP-1很相似，可以被用来制作肠促胰岛素类药物。利拉鲁肽是人工制造的GLP-1类似物。

GLP-1受体激动剂的特征

和DPP-4抑制剂一样，GLP-1受体激动剂作用于胰腺内的胰岛B细胞，仅在葡萄糖增加时，促进胰岛素的分泌。

但和DPP-4抑制剂不同的是，GLP-1受体激动剂还具有降低食欲、减少食量的功效。事实上，DPP-4抑制剂除了GLP-1之外，还会激活一种叫作葡萄糖依赖性促胰岛素多肽（GIP）的肠促胰岛素。GIP和GLP-1都是促进胰岛素分泌的激素，但不同的是，GIP会令体重增加，而GLP-1会令体重减轻。两者的作用相抵。DPP-4抑制剂不会对体重产生影响，而GLP-1受体激动剂由于只补充GLP-1，不受GIP的影响，因此可以抑制食欲，减轻体重。

DPP-4抑制剂单独使用的话，基本不会产生副作用。但GLP-1受体激动剂可能会带来反胃、腹泻、便秘等副作用。此外，GLP-1受体激动剂还有一个缺点，就是长期使用后，药效会减弱。

GLP-1受体激动剂

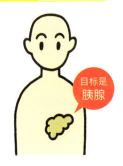

目标是胰腺

作用机制

结构和功效同促进胰岛素分泌的肠促胰岛素（GLP-1）相似，是一种促进胰岛素分泌的注射药物。

适用人群

胰腺仍有分泌胰岛素的能力，但胰岛素水平不高的人。

副作用

反胃、腹泻、便秘等。和其他治疗糖尿病的药物一起服用时，可能会造成低血糖。

主要有哪些药？

通用名	用法与用量
利拉鲁肽（基因重组）	0.3~0.9 mg/日　1日1次　早或晚
艾塞那肽	10~20 µg/日　1日2次　早晚餐前
	2 mg/周　1周1次
利司那肽	10~20 µg/日　1日1次　早餐前
杜拉鲁肽	0.75 mg/周　1周1次

注：药物的具体用法用量请遵医嘱。

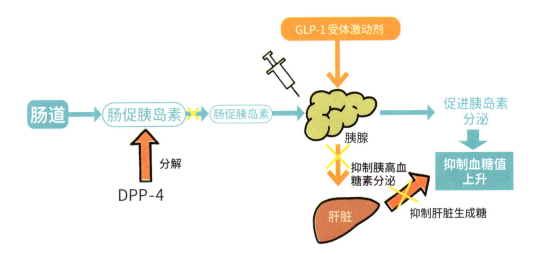

磺酰脲类药物

磺酰脲类药物是应用相对较早的促进胰岛素分泌的药物。

促进胰岛素分泌，且作用时间长

磺酰脲类药物（SU药物）已有40多年的使用历史，属于糖尿病口服药物中的"老前辈"了。

这类药物是供胰腺仍有分泌胰岛素功能的患者使用的药物。它在肠道被吸收，和DPP-4抑制剂一样，可以刺激胰岛B细胞分泌胰岛素。除此之外，它还可以增强外周组织对胰岛素的敏感性，促进葡萄糖的消耗，以及抑制肝糖输出。药效可持续6~24小时。

磺酰脲类药物和DPP-4抑制剂最大的区别是，DPP-4抑制剂只在血糖升高时促进胰岛素的分泌，而磺酰脲类药物无论血糖高低，都会长时间地刺激胰岛B细胞，促使其分泌胰岛素。虽然药效很强，但也容易引起低血糖。

如果将DPP-4抑制剂比作温柔的老师，会鼓励学生提交最低限度的作业，那么磺酰脲类药物就是会一直要求学生学习，不停提交作业的老师。

警惕过食和体重增加

磺酰脲类药物具有增进食欲、增加体重的作用，服用这类药物时，需要注意体重管理。服用药物后，人们往往会有一种安心感，觉得吃了药就没事了，这样就容易造成过食。为了避免这种情况的发生，请认真执行饮食疗法。

另外，长时间服用磺酰脲类药物会造成胰腺疲劳，同时药效也会逐渐减弱。这时，需要增加药量或搭配服用其他药物。

磺酰脲类药物作为促进胰岛素分泌的药物，已有多年的研究发展史和临床应用史。因此，其适用对象和使用方法都有很多科学依据作为后盾，可以放心使用。

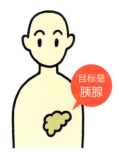

磺酰脲类药物

目标是
胰腺

作用机制

作用于胰岛 B 细胞，促进其分泌胰岛素。可抑制饭后血糖值的急剧升高。

适用人群

胰腺仍有分泌胰岛素的能力，但空腹血糖高的人。

副作用

低血糖、体重增加、胰腺疲劳（继发性失效）。

（继发性失效：服用后一开始有效，但服用过程中，药效会逐渐消失）

主要有哪些药？

通用名	用法与用量
格列本脲	1.25~7.5（10）mg/日 1日1~2次 早晚 餐前或餐后
格列齐特	40~120（160）mg/日 1日1~2次 早晚 餐前或餐后
格列美脲	0.5~4（6）mg/日 1日1~2次 早晚 餐前或餐后

注：用量为常用量，（ ）内为最高服用量。具体用法用量请遵医嘱。

● 促进胰岛素分泌药物的新旧之差

磺酰脲类药物 DPP-4 抑制剂

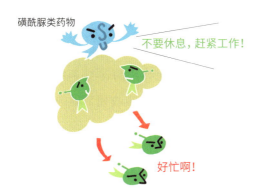

磺酰脲类药物

不要休息，赶紧工作！

好忙啊！

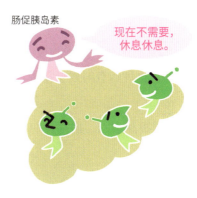

肠促胰岛素

现在不需要，休息休息。

速效型促胰岛素分泌剂（格列奈类药物）

见效快，餐前服用，可延缓餐后的血糖值升高。

延缓餐后血糖值升高

和磺酰脲类药物、DPP-4抑制剂一样，速效型促胰岛素分泌剂（格列奈类药物）也是作用于胰腺内的胰岛B细胞，促使其分泌胰岛素的药物。它的适用对象一般是只有餐后血糖值高的初期或轻症患者。

磺酰脲类药物和DPP-4抑制剂的降糖效果比较持久，服用后一般可以持续6~24小时。而速效型促胰岛素分泌剂服用半小时后就会起效，药效持续2~3小时后消失。

鉴于这个特性，它一般被用于抑制餐后血糖值的急剧上升。每天3次，餐前服用，即可抑制餐后1~2小时内升至最高值的血糖值。

餐前服用

但是需要注意的是，如果服用方法有误，可能会引发低血糖，不过其程度比磺酰脲类药物轻。另一个需要注意的点是不能忘记服用。由于这种药物是餐前服用，相较于餐后服用的药物，更容易被忘记。这时，有些患者可能会有"既然忘了餐前服用，那就在餐后和其他药物一起服用吧"的想法。但如果这么做，血糖上升的峰值和药效的峰值就会出现偏差，导致药效难以发挥，甚至还可能引发低血糖。因此，千万不要忘记在餐前服用。万一忘了，就停一次，等到下一餐之前再服用。如果因为一些原因无法用餐时，也可以跳过一次用药。虽然这种药中午只需服用1片，但在不用餐的情况下服用也可能会引起低血糖。

另外，这种药有时候会搭配同样具有改善餐后高血糖作用的α-葡萄糖苷酶抑制剂（α-GI）一起服用。α-葡萄糖苷酶抑制剂是抑制肠道吸收葡萄糖的药物。两者的作用机制不同，但都是初期糖尿病患者的常用药。

格列奈类药物

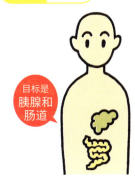

目标是胰腺和肠道

作用机制

作用于胰岛 B 细胞，促使其分泌胰岛素。服用半小时后开始起效，药效持续 2~3 小时。是一种起效快、药效短的药物。

适用人群

胰腺还能分泌胰岛素，空腹血糖值不高，但餐后血糖值高的人。

副作用

低血糖（与磺酰脲类药物相比，不易引发低血糖）。

主要有哪些药？

通用名	用法与用量
那格列奈	270（360）mg/日　1日3次　餐前
米格列奈钙	30 mg/日　1日3次　餐前
瑞格列奈	0.75~1.5（3）mg/日　1日3次　餐前

注：用量为常用量，（　）内为最高服用量。具体用法用量请遵医嘱。

格列奈类药物与磺酰脲类药物的区别

● 服用后药效慢慢显现，持续6~24小时

磺酰脲类药物　6~24小时

胰岛素

● 服用后半小时左右即见效，持续2~3小时

速效型促胰岛素分泌剂

2~3小时

● 搭配使用的药物

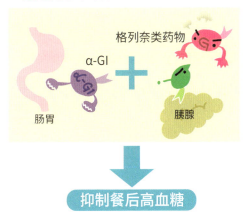

格列奈类药物

α-GI

肠胃

胰腺

抑制餐后高血糖

α-葡萄糖苷酶抑制剂

在肠道中延缓糖类被消化和吸收的药物。

抑制葡萄糖被吸收，预防高血糖

α-葡萄糖苷酶抑制剂（以下简称α-GI）于1993年上市，是一种通过抑制α-葡萄糖苷酶，阻止其辅助糖类消化、吸收，从而延缓肠道吸收葡萄糖的药物。

适用人群广泛，不论是餐前血糖值不高但餐后血糖值升高的初期糖尿病患者，还是正在使用磺酰脲类药物或胰岛素制剂的患者，均可使用。

α-GI每日服用3次，餐前服用，也可搭配格列奈类药物一起在餐前服用。

单独服用这种药物不会引起低血糖，但和其他药物一起服用的话则需要注意。这种药物是通过阻碍糖类分解来抑制葡萄糖吸收的，因此即便食用了糖果、白砂糖等，血糖也不会急剧上升。如果出现低血糖，请直接摄取葡萄糖。为以防万一，平时最好随身携带葡萄糖。

另外，α-GI在抑制肠道吸收葡萄糖的同时，会产生气体。服用后，容易出现放屁、腹泻等症状。因此，部分女性及经常在外出差的商务人士选用此类药物时需要注意。不过，服用一段时间后，这些症状就会有所改善。

同样适用于临界型的患者

大量研究发现，α-GI除了糖尿病患者外，对属于临界型的糖尿病潜在患者也是有效的，可以防止发展为糖尿病，甚至可以帮助他们从临界型恢复为正常状态。自2009年起，日本很多临界型患者已经开始使用伏格列波糖来抑制2型糖尿病。对于无法很好地执行饮食疗法和运动疗法的临界型患者而言，α-GI无疑是一种令人安心的辅助药物。

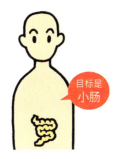

α-GI

目标是
小肠

作用机制

通过抑制有助于糖类消化、吸收的 α-葡萄糖苷酶,延缓肠道对葡萄糖的吸收。

适用人群

空腹血糖值低,但餐后血糖值高的人。

副作用

腹部膨胀感、腹泻、放屁增多。可能出现低血糖。

主要有哪些药?

通用名	用法与用量
阿卡波糖	150~300 mg/日　1日3次　餐前
伏格列波糖	0.6~0.9 mg/日　1日3次　餐前
米格列醇	150~225 mg/日　1日3次　餐前

注:药物的具体用法用量请遵医嘱。

● 延缓血糖值上升

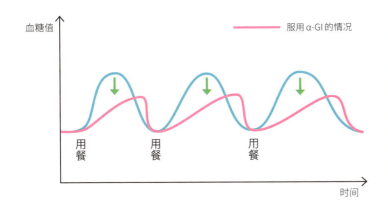

血糖值

—— 服用 α-GI 的情况

用餐　　用餐　　用餐

时间

α-GI

餐前服用有助于延缓葡萄糖的吸收,从而降低血糖值升高的速度,防止餐后高血糖。服用这种药后,因为药效的原因,蔗糖很难分解成葡萄糖,因此,如果出现低血糖症状,不要喝果汁或吃糖,请直接摄取葡萄糖。

SGLT-2抑制剂

促进葡萄糖随尿液一起排泄出去，以降低血糖值的药物。

让葡萄糖随尿液一起排泄出去

SGLT-2抑制剂于2015年在日本上市①，它是一种减少体内葡萄糖的药物。

SGLT-2是肾脏泌尿时分泌的蛋白质，它会在尿液的产生过程中，促进尿原液中的葡萄糖被血液重新吸收。糖尿病患者体内的葡萄糖处于过剩状态，SGLT-2来不及让它们都被血液重吸收，因此，过剩的葡萄糖就会随尿液一起被排泄出去，这叫作尿糖，糖尿病这个名字也源自于此。以SGLT-2的这个功能为出发点开发出来的药物，就是SGLT-2抑制剂。

这种药物会通过抑制SGLT-2，阻碍尿原液中的葡萄糖被血液重新吸收。这样一来，原本会回到体内的葡萄糖就会随尿液一起被排泄出去，导致体内的葡萄糖量减少，血糖值降低。相对较胖且因为过食导致血糖值升高的患者服用这种药物后，可以轻松地降低血糖值，而且还能起到减重的效果。这种药物还能够减少内脏脂肪，降低甘油三酯、血脂高、尿酸高等因素引发动脉硬化的风险。

副作用

但是，目前已有多个关于SGLT-2抑制剂副作用的相关报告。比较常见的是尿多、尿频，需要经常上厕所。偶尔也会因为脱水引发脑卒中或皮疹等。如果皮肤出现发红、糜烂等症状，请立即联系主治医生，前往皮肤科就诊。

如果排尿时伴有疼痛感、瘙痒感、残尿感，就有可能是出现了尿路感染、生殖器感染等副作用。

另外，搭配SU药物、胰岛素一起使用时，还需要注意引发低血糖的风险。由于其他疾病或者别的原因无法进食时，请咨询医生是否用药。

为了尽可能避免副作用，请充分补水，保证充足的睡眠，想上厕所时不要憋尿，并保持卫生清洁。此外，如果发生任何异常情况，请立即联系主治医生。

注①：达格列净于2017年批准在中国上市，成为中国第一个上市的SGLT-2抑制剂。

SGLT-抑制剂

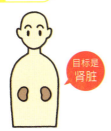

目标是肾脏

作用机制

通过将尿液中原本会被重新吸收的葡萄糖排泄出去，降低血糖。

适用人群

比较年轻的人，由于体重超重、过食引发血糖值升高的人。

副作用

尿多、尿频、脱水、尿路感染、生殖器感染、低血糖、皮疹等。

主要有哪些药?

通用名	用法与用量
伊格列净	50(100) mg/日　1日1次　早餐前或早餐后
鲁格列净	2.5(5) mg/日　1日1次　早餐前或早餐后
托格列净	20 mg/日　1日1次　早餐前或早餐后
卡格列净	100 mg/日　1日1次　早餐前或早餐后
达格列净	5(10) mg/日　1日1次
恩格列净	10(25) mg/日　1日1次　早餐前或早餐后

注：用量为常用量，( )内为最高服用量。药物的具体用法用量请遵医嘱。

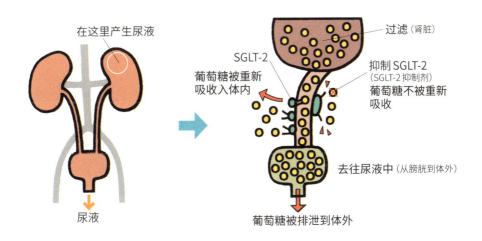

在这里产生尿液

尿液

过滤（肾脏）

SGLT-2

葡萄糖被重新吸收入体内

抑制 SGLT-2（SGLT-2 抑制剂）

葡萄糖不被重新吸收

去往尿液中（从膀胱到体外）

葡萄糖被排泄到体外

双胍类药物

抑制肝脏生成新的葡萄糖、抑制肠道吸收葡萄糖。

增加GLP-1的作用

双胍类药物（BG）的作用机制是通过抑制肝脏生成新的葡萄糖，增强胰岛素的敏感性，促进身体组织对葡萄糖的利用，从而降低血糖值。另外，这种药物还能抑制肠道吸收葡萄糖，防止血糖值急剧上升。

最近的一项研究证实，双胍类药物中的盐酸二甲双胍还具有增加肠促胰岛素（参考第64页）中GLP-1的作用。GLP-1是一种只在葡萄糖增加时，促进分泌胰岛素的激素。因此，盐酸二甲双胍搭配能增加肠促胰岛素的DPP-4抑制剂一起服用，可以起到事半功倍的效果。GLP-1只会在葡萄糖增加时促进胰岛素的分泌，因此这2种药物都能带来更加安全、良好的血糖控制效果。

双胍类药物每天2~3次，餐后服用。

在欧美是常用药

双胍类药物具有抑制食欲的作用，因此适合肥胖、容易过食的人服用。在欧美，很多2型糖尿病患者的发病原因都是肥胖。因此，这种药物成为他们的首选治疗药物。除此之外，它价格便宜，且不会引发很严重的副作用，这也是人们偏向于选择双胍类药物的原因。

此外，认为目前正在服用的口服药物效果不佳的患者，以及正在进行胰岛素疗法的患者，有时候也会搭配使用这种药物。

单独服用双胍类药物不太会引起低血糖，因此它可以搭配其他药物一起服用。

但是，老年人或者肾脏、肝脏、心脏、肺功能差的人服用双胍类药物后，血液中的乳酸含量可能会增加，引发乳酸酸中毒，导致痉挛、呕吐等症状，严重时甚至可能陷入昏迷。因此，如果服用此药物后出现呕吐、腹泻等症状，请立即停止服药，并联系医生。

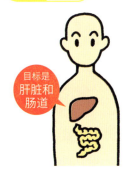

双胍类药物

目标是
肝脏和
肠道

作用机制

通过抑制肝脏生成新的葡萄糖，增强外周组织对胰岛素的敏感性。此外，它还会通过抑制肠道吸收糖类来降低血糖值。

适用人群

具有抑制食欲的作用，适合肥胖、容易过食的人服用。光靠磺酰脲类药物效果不佳的患者或正在使用胰岛素疗法的患者也可以搭配使用。

副作用

反胃呕吐、腹泻、倦怠、肌肉疼痛等。偶尔也会引发乳酸酸中毒。

主要有哪些药？

通用名	用法与用量
盐酸二甲双胍	500（750）mg/日 1日2~3次 餐后
	500~1 500（2 250）mg/日 1日2~3次 餐前或餐后
盐酸丁二胍	100（150）mg/日 1日2~3次 餐后

注：用量为常用量，（ ）内为最高服用量。药物的具体用法用量请遵医嘱。

● 双胍类药物的使用限制

适用	2型糖尿病患者（包括磺酰脲类药物的药效不够或者因为副作用等原因无法使用磺酰脲类药物的患者）
	没有发生过乳酸酸中毒的人（乳酸酸中毒是指血液中的乳酸含量增加，引发痉挛、呕吐甚至昏迷的状态）
不适用	患有1型糖尿病或严重的酮症（酮症是指因为糖代谢异常，体内酮体增加的状态）患者
	患有严重传染病、手术前后、受严重外伤的人
	营养不良、脱水、酗酒的人，老年人，有肝脏、肾脏、心脏、肺功能障碍的人
	正处于妊娠期或正在备孕的人

噻唑烷二酮类药物（胰岛素增敏剂）

增加脂联素，促进脂肪燃烧，增加胰岛素敏感性。

促进脂肪燃烧

噻唑烷二酮类药物（胰岛素增敏剂）是一种增加外周组织对胰岛素敏感性的药物。

它还能增加血液中一种叫作脂联素的激素，促进肝脏和肌肉中的脂肪燃烧。除此之外，噻唑烷二酮类药物还有抑制肝脏制造葡萄糖、促进血液中的葡萄糖被肌肉或脂肪利用的作用。

脂联素是脂肪细胞分泌的一种激素，有助于促进脂肪燃烧，在细胞中的线粒体产生能量时发挥着重要的作用。

很多亚洲人的体质是稍微多摄入一点脂肪或缺乏运动后，就会立马囤积内脏脂肪。内脏脂肪一旦囤积，脂肪细胞就无法正常工作，导致内脏脂肪型肥胖，脂联素的分泌也会随之减少。

另外，研究者发现，噻唑烷二酮类药物还具有减少血液中甘油三酯的作用。

这种药物每天服用1次，在早餐前或早餐后服用。

体重可能会增加，必须严格执行饮食和运动疗法

噻唑烷二酮类药物适合在一定程度上能分泌胰岛素，但胰岛素敏感性差的患者。如果单独服用噻唑烷二酮类药物没有效果，也可以搭配磺酰脲类药物等促进胰岛素分泌的药物一起服用。

噻唑烷二酮类药物的副作用中，最需要注意的是体重增加。因此，患者需要严格执行饮食和运动疗法，并定期测量体重。另外，服用这种药物后，体内的水分容易堆积，可能会出现身体水肿。也就是说，这种药物可能会增加心脏的负担，有心力衰竭倾向的人不能使用。

除此之外，女性服用此药物后，可能会引发骨质疏松症。因此，如果使用这种药物，建议每年做1次骨密度检查。除了这些副作用外，噻唑烷二酮类药物偶尔还会引起严重的肝功能障碍。服用的患者也需要定期检查肝脏情况，如果出现异常，立即停止服用。

噻唑烷二酮类药物

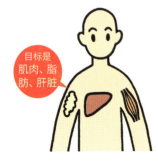

目标是肌肉、脂肪、肝脏

作用机制

增强胰岛素敏感性，促进脂肪细胞、肌肉对葡萄糖的利用。也可以抑制肝脏制造新的葡萄糖。

适用人群

胰岛素敏感性变差的人。

副作用

体重增加、水肿等。有心力衰竭倾向的人不可以使用。容易引发骨质疏松症。

主要有哪些药？

通用名	用法与用量
盐酸吡格列酮	15~30（45）mg/日　1日1次　早餐前或早餐后

注：用量为常用量，（）内为最高服用量。药物的具体用法用量请遵医嘱。

● 辅助胰岛素的功能

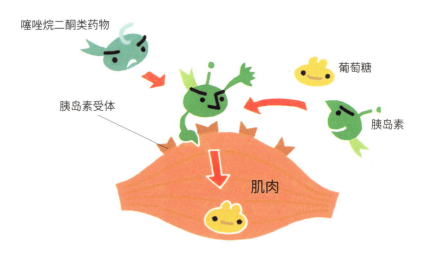

噻唑烷二酮类药物

胰岛素受体

葡萄糖

胰岛素

肌肉

胰岛素疗法①

通过注射的方式从外部补充体内分泌不足的胰岛素。

从外部补充胰岛素

糖尿病发展到后期，胰腺功能会显著下降，导致胰岛B细胞无法分泌充足的胰岛素。胰岛素的分泌急剧减少后，人体就无法制造生存所需的能量。此时，就需要通过胰岛素疗法，补充缺少的胰岛素。

很多人认为胰岛素疗法是"最后的手段"，但其实并非如此。导致胰岛素分泌减少的原因有两个。一个是随着糖尿病的发展，分泌胰岛素的胰腺功能受损；另一个是人体长期处于高血糖的状态，导致胰腺疲惫，分泌胰岛素的功能减弱。如果是后者，那么只要做好自我管理，严格执行饮食疗法和运动疗法，就可以通过从外部补充胰岛素，让胰腺分泌胰岛素的功能恢复，甚至可以再次只依靠口服药物治疗。

胰岛素制剂有5种

胰岛素制剂是指用于胰岛素疗法的注射药物。根据胰岛素在体内的作用时间，可分为超短效、短效、中效、预混和长效胰岛素5种。有关这5种胰岛素的特点，请参考第83页的汇总表。

健康人士胰腺分泌的胰岛素有两种。一种是24小时持续分泌的"基础胰岛素"，另一种是为了降低餐后血糖值而分泌的"餐时胰岛素"。

基础胰岛素一般使用药效持续久的中效和长效胰岛素。抑制餐后高血糖的餐时胰岛素一般使用见效快但药效短的短效和超短效胰岛素。两种胰岛素都需要时，则使用预混胰岛素。

另外，胰岛素的注射方式也有不同。比如，患者可以自行使用注射笔一天注射多次，也可以使用安装在腹部以持续性输注胰岛素的胰岛素泵。由于手术等原因住院时，护士会用传统的针筒（注射器）注入胰岛素。注射笔和注射泵都没什么痛感，使用起来简单又安全。

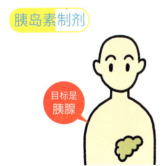

胰岛素制剂

目标是
胰腺

作用机制	当胰腺无法分泌充足的胰岛素时，需要通过注射的方式从外部补充胰岛素。
适用人群	胰腺功能暂时减弱的人、胰腺功能下降的人、胰腺功能完全丧失的人。
副作用	低血糖、体重增加。

● 注射胰岛素的方式

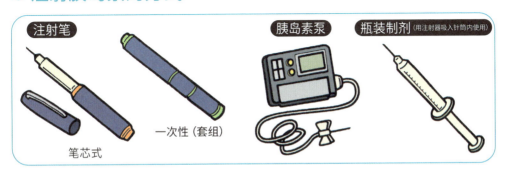

注射笔

一次性（套组）

笔芯式

胰岛素泵

瓶装制剂（用注射器吸入针筒内使用）

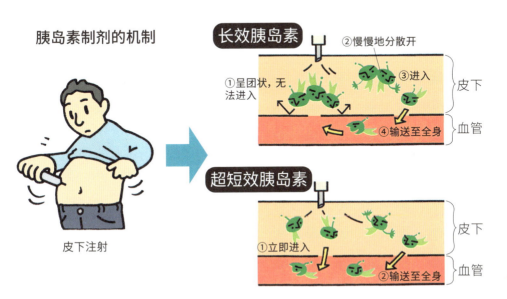

胰岛素制剂的机制

皮下注射

长效胰岛素

②慢慢地分散开

①呈团状，无法进入　③进入　皮下

④输送至全身　血管

超短效胰岛素

①立即进入　皮下

②输送至全身　血管

胰岛素疗法②

进行胰岛素疗法时，需要调整胰岛素制剂的种类和用量。

胰岛素疗法的实际应用

注射哪种胰岛素，什么时候注射，注射多少，这些都取决于患者的状态。胰腺几乎不分泌胰岛素的患者，一般采用每天注射4次的强化胰岛素治疗，即每天使用注射笔型的中效或长效胰岛素制剂补充1次基础胰岛素，然后在餐前用超短效或短效胰岛素补充餐时胰岛素。

胰腺还能分泌胰岛素的2型糖尿病患者，可以在服用口服药物的基础上，每天注射1次长效胰岛素以补充基础胰岛素。这样，就可以均衡地降低血糖值了。

胰腺无法分泌胰岛素的1型糖尿病患者可以使用胰岛素泵。使用胰岛素泵的患者可以根据自己的生活，自行调整基础胰岛素和餐时胰岛素的注射量。

自我监测血糖值，警惕低血糖

进行胰岛素疗法时，必须小心低血糖。胰岛素过量会造成低血糖，严重时甚至可能导致昏迷。因此，患者必须进行自我血糖值监测（SMBG）或连续性血糖监测（CGM），测量每天的血糖波动，并以此为基础，调整胰岛素的注射量。

通常情况下，开始胰岛素疗法前，患者需要学习胰岛素疗法的相关知识，包括如何测量血糖值，如何调整胰岛素的用量等。近年来，开设胰岛素治疗门诊的医院也越来越多了。

注射笔型的胰岛素制剂上标有刻度，可以轻松调节单次的注射量。注射针头又短又细，几乎感觉不到疼痛。注射笔外形也和传统的注射器不同，形似稍粗的笔，可以放在包里随身携带。

● 胰岛素制剂的种类、药效及特点

	药效的发挥曲线	特点
超短效		餐前注射（注射后立即用餐），抑制餐后的血糖值上升。注射 10~20 分钟后开始见效，药效可持续 3~5 小时
短效		餐前 30 分钟注射。药效的峰值出现在 1~3 小时后。药效可持续 5~8 小时
中效		注射 30 分钟到 3 小时后开始见效。药效可持续 18~24 小时
预混		超短效或短效胰岛素和中效胰岛素的混合比例不等
长效	0　　　　12　　　　24（小时）	注射 1~2 小时后开始见效。药效可持续 1 天左右
	0　　　　24　　　　42（小时）	注射后立即见效，没有明显的峰值，药效持续时间长，超过 42 小时

自我监测，控制血糖值

在家里进行自我血糖监测，记录自己的血糖值波动情况。

血糖值自我监测、自我管理的工具和方法

为了让血糖值接近目标值，患者平时必须注意饮食，并适量运动。但是，糖尿病的自觉症状较少，很难自己判断病情是好转还是恶化。

血糖仪是辅助患者在家里自己测量血糖值的仪器。它可以让患者了解自己平时的血糖值，以便更好地管理血糖。

1型糖尿病患者、正在进行胰岛素疗法的2型糖尿病患者、正处于妊娠期或正在备孕的患者、容易低血糖的患者最好都进行自我血糖监测。如果想检测又不确定自己是否需要进行自我血糖监测，可以去医院和主治医生商量一下。

测量血糖值需要的工具有3个，即血糖仪、专用的传感器和穿刺工具。先用专用的穿刺工具扎破手指，挤出1滴血。然后用血糖仪上搭载着的传感器吸收血液来进行测量。测量时间从几秒到1分钟不等。血糖仪尺寸小，可以随身携带，在工作或旅行时也能使用，非常方便。

测量的时间请和医生商量后再决定，并且要每天做好记录。这不仅能让自己更好地管理血糖，医生也可以根据记录为你制定更合适的治疗方案。

操作简单的尿糖检查

在家可以施行的监测血糖值的方法还有尿糖检查，即用纸杯等容器收取尿液，然后将试纸的一端浸入尿液，根据其颜色变化来确认是否有尿糖。如果尿液中的含糖量很高，那说明你的血糖值可能已经超过了8.9 mmol/L。如果血糖还没到达这个值，检查结果会显示阴性（-）。也就是说，尿糖检查呈阳性的人，糖尿病已经很严重了。

不过，服用SGLT-2抑制剂的人也会呈阳性。

● 自我血糖监测的好处

①可以掌握自己血糖值管理的情况

②有助于主治医生制定治疗方案

③掌握自己的血糖值日波动情况

④采用胰岛素疗法的患者可以据此调整胰岛素注射的时间和用量

⑤有助于妊娠期或备孕的患者更好地管理血糖

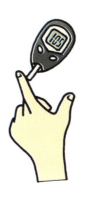
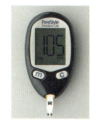

血糖仪
先用穿刺工具扎破手指,让血液流出来,然后用专用的传感器吸取血液进行测量。

● 记录方法（示例）

血糖值在一天中是波动变化的, 因此需要定时测量。定时测量的时间一般是早餐前后、午餐前后和晚餐前后。基本上, 每天早餐前都必须测量空腹血糖值,其余时候测量餐后血糖值。请和主治医生一起制定测量方案,帮助自己管理血糖。

年　　月：血糖（mmol/L）

日	早前	后	午前	后	晚前	后	睡前	体重、治疗
17	6.8		6.7			6.2		
18	6.5	7.5			6.5			
19	7.2			7.3				
20	7.0		7.2		6.7	7.0		
21	7.3	6.7		7.1				
22	7.0				7.2			
23	5.7		7.7					
24	6.8	6.9				7.3		
25	9.2			6.3				
26	7.2				6.5			
27	6.2		6.2			7.0		
28	7.2	6.0						
29	6.4			7.2				
30	6.8				7.5			
31	6.4		6.5					

● 尿糖检查

请使用尿糖检查专用试纸。试纸可在药店购买,方便又简单。血糖值高的话,结果会呈阳性 (+)。不过,服用 SGLT-2 抑制剂的人也会呈阳性 (+)。

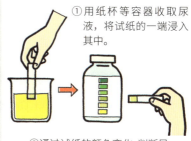

①用纸杯等容器收取尿液, 将试纸的一端浸入其中。

②通过试纸的颜色变化,判断是否有尿糖及尿糖程度。

※ 试纸浸入尿液后的变色时间,各种颜色分别代表的尿糖程度,请参考该商品的说明书。

血糖值的日波动

血糖值在每天 24 小时内时高时低，会有多次较大波动。

24小时不间断地测量血糖值

连续性血糖监测（CGM）是一种可以全天不间断地测量血糖值的装置。用这种装置测量，会发现血糖值在24小时内升高或下降的情况。这种一日内的血糖值变化情况就是血糖的日波动。

健康人士的血糖值在餐前会稍低，餐后慢慢升高，1~2小时之后到达顶峰，随后开始逐渐降低。早、中、晚反复三次，最后基本都会回到空腹血糖的水平。用图来表示的话，会呈现"三座山"的波动形状，谷底正处于用餐时间。

但是，如果患上糖尿病，患者从初期开始，餐后血糖值就会急剧上升。体检时空腹血糖正常的人，餐后血糖值也有可能超标。因此，定期复查非常重要。

随着糖尿病的加重，餐后升高的血糖值将无法在下一餐前降至正常水平，导致餐前血糖值也很高。在这种状态下进食，会进一步拉高血糖值。这样一来，血糖值的基线就比健康人士高。

日波动的特征

采用胰岛素疗法后血糖值依旧不稳定的患者、正在妊娠期的患者、因为其他疾病做手术的患者等，血糖值容易紊乱，需要使用CGM详细测量血糖的日波动。

CGM可以在住院时或门诊使用，只需安装在身上即可，不会影响日常生活。

自我血糖监测使用的是手指上的静脉血。但是，CGM需要将针刺入腹部等部位的皮肤，测量皮下间质液中的葡萄糖含量。可以连续监测6天（144小时），每天2 000~3 000次。通过CGM，患者还可以掌握平日和周末的血糖波动差异。

现在，患者还可以使用扫描式葡萄糖监测系统（FGM），进行最长连续14天的血糖值监测。

● 血糖的日波动比较

血糖值会在一天内发生很大波动。波动幅度取决于糖尿病的发展情况及饮食、运动等日常生活习惯。

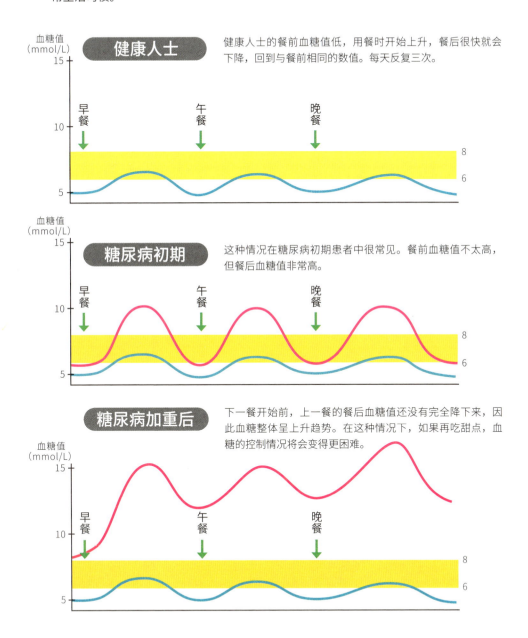

健康人士

健康人士的餐前血糖值低，用餐时开始上升，餐后很快就会下降，回到与餐前相同的数值。每天反复三次。

血糖值（mmol/L）

早餐　午餐　晚餐

糖尿病初期

这种情况在糖尿病初期患者中很常见。餐前血糖值不太高，但餐后血糖值非常高。

血糖值（mmol/L）

早餐　午餐　晚餐

糖尿病加重后

下一餐开始前，上一餐的餐后血糖值还没有完全降下来，因此血糖整体呈上升趋势。在这种情况下，如果再吃甜点，血糖的控制情况将会变得更困难。

血糖值（mmol/L）

早餐　午餐　晚餐

反映糖尿病发展情况的检查

为了掌握糖尿病发展情况，确认是否有并发症，需要进行各种检查。

了解糖尿病的发展情况

确诊糖尿病后，为了决定今后的治疗方案或者了解正在治疗的疾病的发展情况，除了测量血糖值和HbA1c之外，还需要进行其他检查。

糖化白蛋白检查正好介于血糖值和HbA1c中间，可以反映过去1~2周的血糖控制情况。糖化白蛋白是血液中的白蛋白和葡萄糖结合的产物，高血糖状态持续越久，量越多。

尿C肽测定是测量尿液中的C肽含量，反映胰腺中胰岛素分泌量的检查。尿C肽是胰岛素的代谢产物。其中一部分会和尿液一起排泄出来，检测它的含量可以了解胰腺分泌胰岛素的能力。测定尿C肽时，需要憋尿一整天，因此患者一般需要在住院期间进行检查。

除此之外，还会进行血清1,5-AG检测、尿酮体检查等。通过这些检查，医生不仅可以掌握糖尿病的发展情况，还能及时调整治疗方针。

确认是否有并发症

和糖尿病的发展一样，并发症在恶化之前，也不太会出现自觉症状。因此，在治疗的同时，需要定期检查。

最具代表性的检查是眼底检查。这是确认是否有糖尿病三大并发症之一的糖尿病视网膜病变的眼部检查。

尿蛋白检查是确认是否有糖尿病肾脏病变的尿液检查。但是，肾病发展到一定阶段后才会出现尿蛋白。要想发现初期的肾病，需要每隔3~6个月的时间，做一次尿微量白蛋白检查，确认尿液中是否有微量的白蛋白。

确认是否有神经功能障碍的检查包括腱反射检查、感觉功能检查和震动觉检查等。

另外，要想确认是否有动脉硬化和心肌梗死等，则需要进行心电图或胸部X射线检查，来判断心脏的状态。

总之，在治疗糖尿病的过程中，为了尽早发现并发症，需要定期做各种检查。

● 反映糖尿病发展情况的其他检查

检查项目	内容	正常值
糖化白蛋白检查	检测血液中糖化白蛋白值的检查。可以反映过去1~2周的血糖控制情况	11%~16%
血清 1,5-AG 检测	检测血液中1,5-脱水葡萄糖醇的类糖物质的含量。尿糖增加的话，值会降低	超过69 μmol/L
尿 C 肽测定	测量尿中的C肽含量，确定胰腺分泌胰岛素的能力	50~100 μg/24h
尿酮体检查	酮体是人体分解脂肪时的产物。当胰岛素水平降低，葡萄糖无法转化为能量时，就会出现酮体	阴性(-)

● 确认是否有并发症的主要检查

检查项目	内容和目的	检查的目标疾病
眼底检查	使用眼底相机观察，确定视网膜的血管是否有异常	糖尿病视网膜病变
尿蛋白检查	通过检测尿液中的蛋白量，评估肾脏功能	糖尿病肾脏疾病
尿微量白蛋白检查	通过检测尿液中微量白蛋白的含量，评估肾脏功能	
腱反射检查	使用专用的器具轻轻敲打膝关节下方、跟腱等部位，观察其反应	糖尿病神经病变
感觉功能检查	用针等器具戳皮肤，确定是否有痛觉	
震动觉检查	将震动的音叉置于脚踝等部位，计算患者感觉到震动的时间。当神经功能障碍加重时，感受到震动的时间会变短	
胸部 X 射线检查	确定是否有心脏肥大、动脉硬化。通过这项检查，还能发现肺炎、肺结核等疾病	心绞痛、心肌梗死等
心电图检查	确定心脏的搏动是否有异常	

关于胰岛素

当糖尿病加重，胰腺内的胰岛B细胞无法再分泌胰岛素时，就需要通过注射胰岛素来进行治疗了。这种治疗方法是2型糖尿病患者病情加重后的选择，而对于身体无法制造胰岛素的1型糖尿病患者而言，却是不可替代的疗法。

现在，胰岛素疗法已经成为一种常见的治疗方法。但实际上，胰岛素在1921年才被发现，距今只有100多年。而另一方面，糖尿病却在公元前的古印度就有过记载。也就是说，在发现胰岛素前的几千年里，我们人类一直受到糖尿病的困扰而难以解决。

胰岛素的发现可谓是一项世纪大发现。而发现它的是当时年仅29岁的弗雷德里克·格兰特·班廷，及其19岁的助手查尔斯·贝斯特。

班廷在15岁时，目睹了他的青梅竹马简因患上糖尿病而离世的过程。这是他第一次知道糖尿病这种疾病。原本充满活力的简，明明吃了很多，却还是在以肉眼可见的速度消瘦，仅仅几个月就瘦成了"皮包骨头"。看到这样的简，班廷不由得疑惑，为什么医生什么都做不了。后来，班廷成了医生，在阅读一篇有关胰腺的朗格尔汉斯小岛的论文时获得灵感，发现了胰岛素。

发现胰岛素后，仅仅过了几个月，就有1名13岁的糖尿病末期患者，因注射了胰岛素而恢复精神。但是，当时的胰岛素疗法需要每天注射好几次才能控制住血糖值，而且，从牛、猪的胰腺提取的胰岛素含有很多杂质，会引发强烈的疼痛和皮肤炎症，非常折磨人。到了1980年以后，人胰岛素才被开发出来，注射的针头也变细了，疼痛感也因此减轻。如今，注射针头变得更短更细，疼痛感也大大减轻。

（引自：二宫陆雄的《胰岛素物语》）

第5部分

患上糖尿病该怎么办

患上糖尿病后，就无法维持原来的生活了吗？

即便没有得病，我们也必须注意饮食习惯和适量运动。不妨以此为契机重新审视自己的生活方式吧。要想和疾病友好相处，必须找到适合自己的方法并坚持实施。感冒或身体不适时该如何应对？如何找到值得信任的主治医生和可以互相鼓励的同伴？如何收集信息？这些最好也提前了解一下。本章汇总了一些对糖尿病患者的日常生活大有帮助的小技巧。

小心低血糖和生病时期

血糖下降过度可能会导致昏迷，平时要做好相应的准备。

做好应对低血糖的准备

在治疗糖尿病时，为了降低血糖值，有时会采用口服药物或注射胰岛素疗法。但如果药效过强，可能会造成低血糖。

低血糖是指血糖值下降过度，连日常生活所需的最低能量也无法保证的状态。低血糖如果放任不管，就有可能导致意识模糊，甚至陷入昏迷，非常危险。

当糖尿病患者的血糖值降至 3.9 mmol/L 以下时，即为低血糖。当人体血糖值在 3.9 mmol/L 左右时，会出现哈欠连天、身体倦怠、思维停滞等自觉症状。稍微加重后，会出现冒冷汗、手抖、心跳加速等症状。

如果出现了这些症状，请立即停止正在做的事情，并即刻补充糖类。白砂糖（蔗糖）、糖果（非无糖的）、汽水等都可以。不过，正在服用 α - 葡萄糖苷酶抑制剂的患者补充白砂糖是没有用的，必须补充葡萄糖。请平时随身携带糖果或袋装葡萄糖。

进行胰岛素疗法的患者尤其容易发生低血糖，且容易加重。这类患者平时要通过自我血糖监测等确定自己的血糖值，时刻掌握自己的血糖情况。

另外，出门在外时，如果出现意识模糊的症状，我们可能很难及时采取措施。为以防万一，请务必准备一张糖尿病卡，将自己是糖尿病患者、出现低血糖症状时希望别人如何做等信息写在上面，并随身携带。

什么是生病时期

糖尿病患者因感冒等原因，身体不舒服时，血糖控制会变得异常紊乱。这种身体不适的状态叫作生病时期（Sick Day）。

生病时期血糖值一般会升高，但如果出现腹泻、食欲不振等症状，反而容易引起低血糖。不管病情进展到哪个阶段，所有糖尿病患者在身体不适时都必须提高警惕。具体请参考下一页的"如何度过生病时期"。

● 低血糖的症状

<table>
<tr><td>血糖值（mmol/L）</td><td>3.9
3.3</td><td>打哈欠、心情低落、注意力无法集中、剧烈的饥饿感等</td><td></td></tr>
<tr><td></td><td>2.7
2.2
1.6</td><td>冒冷汗、头晕、心跳加速、脉搏加快、脸色苍白、困倦、身体无力、恶心想吐、焦躁、视力模糊、头疼、颤抖等</td><td></td></tr>
<tr><td></td><td>1.1
0.5</td><td>异常行为、意识不清、失去意识、痉挛、昏迷</td><td></td></tr>
</table>

要点

低血糖时的措施

· 停止正在做的事情（运动等），静养。

· 通过糖果、果汁等补充 10~20 g砂糖（蔗糖），或者补充葡萄糖。

· 拿出随身携带的糖尿病卡。

注：正在服用 α- 葡萄糖苷酶抑制剂的患者，请务必补充葡萄糖。

如何度过生病时期

生病时期是指糖尿病患者出现发烧、食欲不振、反胃、呕吐、腹泻等症状的时期。

❶ 即便没有食欲，也尽可能保持正常饮食。实在吃不下去时，可以食用粥、冰激凌或果汁。

❷ 为了防止脱水，请每天至少摄取 1~1.5 L 水。

❸ 即便无法进食，也不要擅自极端地减少或停止胰岛素注射或服药。

❹ 尽早就医。

● 随身携带糖尿病卡

正面

我是糖尿病患者。
I HAVE DIABETES

如果发现我意识不清、行为异常，请给我食用我随身携带的白砂糖（葡萄糖）或果汁等甜味饮料。
如果没有好转，请联系背面的医疗机构，遵从他们的指示行动。

背面

姓名

电话

就诊的医疗机构：

主治医生：　　　　　病例编号：

电话：　　　　　治疗方法（药物）：

有助于治疗的糖尿病日记

为了管理血糖，请时常回顾生活，撰写糖尿病日记。

有助于自我管理的糖尿病日记

要想改善血糖控制情况，必须对自己的身体状态了如指掌。如果测完血糖、血压和体重后不记录下来，就没有意义了。

我建议大家养成写糖尿病日记的习惯。一边回顾过去，审视自己曾经的血糖管理是否理想、生活作息是否规律，一边进行自我管理。

如果发现自己"这几天血糖升高了"，可以翻看日记，寻找原因。找到原因后，再对症下药，制定针对性方案。比如，发现自己最近每餐都会喝某种含有很多果糖的甜果汁，之后就不要喝了。

如果发现自己体重轻了，就回顾一下最近的饮食生活。如果饮食和以前一样，但体重却在减轻，那有可能是糖尿病严重了。这时，需要尽早去医院，接受详细的检查。

如果发现自己出现低血糖的症状，则要回顾一下最近的生活习惯，检查自己是否有按时吃饭、是否有剧烈运动。

像这样，通过写日记的方式，患者可以同时比较好几天的数据，也可以相对简单地制定今后针对糖尿病的治疗方案。

当然，去医院时，也可以将日记给医生看，这样也能帮助医生更好地制定后续的诊疗计划。

日记的内容取决于病情的发展阶段和环境。你可以参考下一页的示例。

写日记时要注意在饮食那一栏里写上服用的药物，可以只填写药物的种类。为以防万一，掌握自己正在服用的药物也非常重要。

糖尿病日记

		4 月 1 日
体重	62 kg	
血压	120/90 mmHg	
血糖（早餐前）	6.7 mmol/L	
早餐	2 片吐司 1 杯牛奶	（药：伏格列波糖片、格列美脲）
点心	2 杯咖啡	
午餐	肉饼米饭套餐 肉饼 炸薯条 米饭 咖啡 萝卜泥 蔬菜沙拉 味噌汤	（药：伏格列波糖片　　　　）
点心	2 杯茶	
晚餐	烤鱼（鲑鱼） 土豆沙拉 米饭 茶 裙带菜和黄瓜酱菜 1/4 个苹果	（药：伏格列波糖片　　　　）
运动(步数)	5 825 步	
日记 （身体情况与 今日活动等）	早上遛狗 30 分钟。 每天都要坚持。	

糖尿病日记的作用

· 通过每天记录自己的体重、血糖等数据，掌握自己的血糖控制情况。

· 可以给主治医生看，有助于医生掌握你日常的血糖控制情况，方便其制定更好的诊疗方案。

有助于控制血糖的简便工具

治疗糖尿病的基本方法是饮食和运动疗法。本节将介绍一些辅助工具。

有助于自我管理的工具

糖尿病的治疗离不开医院的检查。除此之外，患者在自我管理时也需要做一些自测。自测项目除了自我血糖监测和尿蛋白检查外，还有其他几种。

测量体重是其中比较简单但又很重要的一项。尤其是超重人士，减重有助于血糖管理。为此，最好每天都在固定的时间测量体重。这么做不仅有利于养成习惯，还能减少误差。

有血压计的人，可以定期测量血压。对于糖尿病患者而言，高血压是诱发并发症的危险因素之一。我建议最好每天都测量血压，如果数值偏高，就从饮食中减少一定盐分的摄入。

对于超重的人而言，卷尺也是不可或缺的工具之一。专项体检时会测量腹围。腹围超标的人及马上就要超标的人，每天都需要运动，并测量腹围。即便只是少许变化，也能化作坚持运动的动力。

有助于运动疗法的工具

想减小腹围、减轻体重，就必须每天坚持运动。运动疗法中，最简单的是健走。经常看到有人说"每天要走满 10 000 步"。但是对于以前只能走 2 000 步左右的人而言，突然要走 10 000 步，显然是不合理的。因此，请咨询医生或运动健康师的意见，先制定一个小目标，达成后再逐步加大难度。

辅助性的工具有计步器、活动计量器，以及日常活动记录仪这类在医生指导下能获得更加详细测量数据的仪器。

除此之外，还可以使用跳绳等，利用日常生活的零散时间做一些运动。

近年来，市面上还出现了很多可以联网使用的运动软件。请根据自己的情况使用合适的方法和工具控制血糖吧。

● 有助于每天自我管理的工具

体重秤

超重的人、有超重倾向的人及容易过食的人，需要每天称量体重。

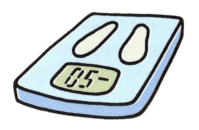

血压计

体检时血压偏高的人，需要每天在固定的时间测量血压。如果数值偏高，建议进行减盐饮食。如果血压值明显上升，请立即就诊。

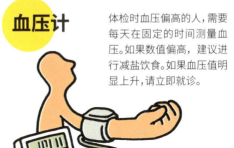

卷尺

专项体检时腹围"亮黄灯"的人，需要每天在固定的时间测量腹围，有助于预防肥胖。

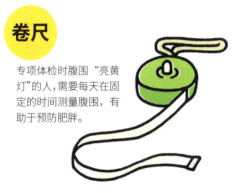

体育用品

运动疗法中，健走、慢跑、游泳都是不错的选择。但如果想在家里或家门口运动，则可以跳绳或用一些居家运动的辅助器具。

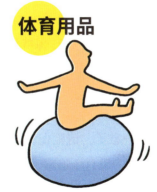

计步器、活动计量器等

在卖家电产品的店里，也可以购买到计算每天走了多少步、消耗了多少热量的计步器或活动计量器等。这些工具也很实用。

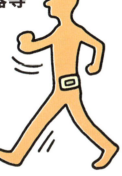

可以和医生共享的工具

有一些医疗机构会使用设定更加详细的仪器，制定更加精准的运动疗法。比如日常活动记录仪，不仅能够记录步数，还能根据运动量、运动内容、运动时间、消耗热量等数据结果，显示适合使用者的运动量和目标等。

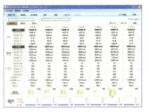

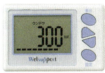

养成足部护理的习惯

为了预防足部的各种疾病，必须细致地护理足部。

检查并护理足部

糖尿病容易引发神经功能障碍、血流不畅等并发症。患上神经功能障碍后，即便脚受伤了，有时候也察觉不到，容易导致恶化。而如果血流不畅的话，血液就无法顺利地到达脚趾，血液搬运的氧气等也无法到达，导致伤口难以愈合。如果放任不管，脚就会发生坏疽，开始腐烂。为了避免这些情况的发生，必须每天检查足部情况，并做好护理工作。

首先，请养成每天检查足部的习惯。确定脚上是否有伤、有没有老茧或鸡眼、有没有变色的部位。如果发现有伤口或肿胀，但你之前没有感觉到，则说明你的感觉可能因神经功能障碍变迟钝了。这时，请立即就医。

另外，也不能忘记每天洗脚，保持足部清洁。用香皂洗完脚后，请涂抹保湿霜。剪指甲时，要小心不要剪到肉，如果可以，最好使用锉刀等慢慢磨，以防受伤。

选择合适的鞋

人们往往会忽视鞋子。请检查一下现在穿的鞋子是否真的合脚。合脚的标准是脚趾前有少许空间、没有压迫感、不会磨脚后跟。穿大码或小码的鞋都不好。

穿袜子也非常重要。最好选择吸湿性好的木棉或羊毛袜子。千万不要光脚穿鞋。光脚穿鞋不仅容易出脚汗、引发脚气，还可能伤到脚。赤脚走路更不可以。即便在室内，也要穿好袜子，保护好足部。

另外，入冬后，不要因为冷就将一次性的暖宝宝直接贴在脚底。这种做法很危险，容易造成低温烫伤。

有些医院还开设了足部护理门诊。可以去这样的医院让医生检查一下足部，同时学习正确的足部护理法。

● 足部自我检查

检查是否有外形上的变化（颜色、出疹子、水肿、伤口等）、感觉上的异常变化（疼痛感、没有感觉等）、气味上的变化（散发恶臭等）。请参考下例，将比较明显的变化填入第 101 页的检查列表。

足部检查列表（示例）

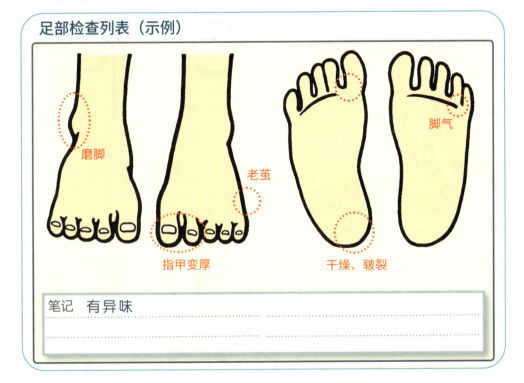

磨脚

老茧

脚气

指甲变厚

干燥、皲裂

笔记　有异味

容易发生足部病变的部位

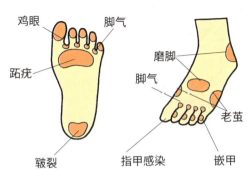

鸡眼　脚气
跖疣
磨脚
脚气
老茧
皲裂　指甲感染　嵌甲

注意烫伤

不可以将暖宝宝直接贴在脚底

天气冷的时候，请不要把暖炉、加热器、电暖宝、暖宝宝等直接贴在脚上。有些糖尿病患者对热感知能力已经减弱，即便烫伤了也察觉不到。同样，为了预防受伤，请一定要穿好袜子，不要赤脚。

99

● 正确的足部护理法

1. 保持足部清洁卫生

每天都要将脚洗干净。引发脚气等的细菌会在 24 小时之后开始增殖，因此只要每天洗 1 次脚，就可以预防感染和恶化。

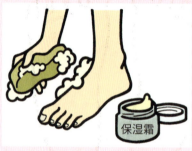

清洗方法

用香皂细致地清洗脚底和脚趾之间，再用温水冲洗干净。洗完后，用干净的毛巾擦干，并涂抹保湿霜，防止干燥。

3. 穿合脚的鞋子

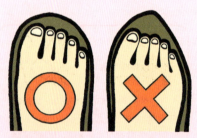

鞋子要合脚！

不要穿脚趾有挤压感、较窄的鞋子。

2. 正确地剪指甲

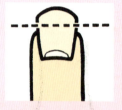 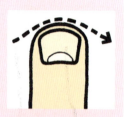

1 沿着水平方向剪　　**2** 用锉刀将两角磨圆

※ 使用指甲刀时，注意不要将两边指甲剪得太深。

4. 正确地穿鞋子

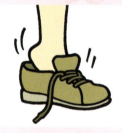

鞋子的穿法
（有鞋带的鞋子）

1
松开鞋带，将脚伸进去。

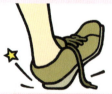

2
贴合脚后跟。

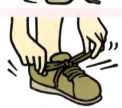

3
从靠近脚趾的一侧开始收紧鞋带。打结不要太紧。

有需要的话，可以复印这一页

足部的检查列表

请用"○"圈出有问题的部位，然后写上相应的症状和出现的时间。

✔ **请在符合的项目前打钩。**

- ☐ 老茧、鸡眼。
- ☐ 脚气。
- ☐ 指甲变厚。
- ☐ 干燥、皲裂。
- ☐ 有伤口。
- ☐ 伤口很难愈合。
- ☐ 脚被鞋子磨破。
- ☐ 皮肤颜色改变。
- ☐ 有恶臭。
- ☐ 脚冷、有麻痛感。
- ☐ 感觉变迟钝。
- ☐ 感受不到疼痛。

笔记

....
....
....
....
....
....
....

如果足部出现异常，请立即就医。

应急准备

糖尿病患者最重要的应急准备物是药物。

备好一周的药量

有些地区，地震、台风等灾害随时都有可能发生。为以防万一，请糖尿病患者随时做好应急准备。

对糖尿病患者而言，应急准备中最重要的是药物。请准备一个药包（或药盒），里面放入一周份的口服药物、胰岛素和血糖仪。旅行或出差时可以直接带走，非常方便。另外，如果工作单位发生意外情况，可能导致你无法回家，因此应该在工作单位也备好药物。除此之外，最好将糖尿病沟通记录、用药记录、医保卡等也一并放入药包中。在灾难降临时，很难预料会发生什么事情，最好准备一张糖尿病卡，填入必要信息并随身携带。意外发生时，它可以帮到你。

但是，无论准备得多么周全，灾难真正发生时，你身边也可能什么都没有。因此，请务必记住自己服用的药物名，商品名、通用名或药物种类都可以。总之，要随时能回答出自己在服用什么药物、每天服用几次等信息。

一般准备3天的量

灾难发生后，可能会遇到只能"自己保护自己"的情况。因此，需要按照以下标准来准备应急包，保证 3 天的量。

将要放入应急包的水、食物、替换衣服、手电筒、电池、急救箱等应急套装及自己需要的东西填入检查列表，然后每年检查 1 次，查看是否有过期或损坏的物品。

另外，还必须事先确定几个发生灾难时和家人会合的地方及避难路径。

如果需要在避难所生活，那会不可避免地出现饮食不均衡和缺乏运动等问题。这时，请尽量在天气好的时候，去外面走走路。在室内时，也不要忘记做拉伸或广播体操。

● 在发生灾难前，准备好应急包

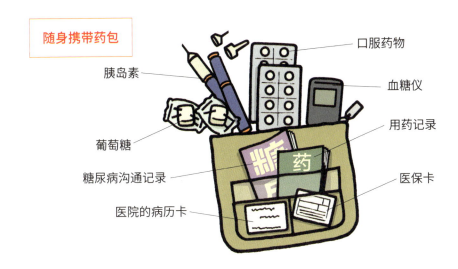

随身携带药包

- 胰岛素
- 葡萄糖
- 糖尿病沟通记录
- 医院的病历卡
- 口服药物
- 血糖仪
- 用药记录
- 医保卡

应急包的检查列表

糖尿病用品	✔ 检查
口服药物	
胰岛素注射套装	
血糖仪	
低血糖用的葡萄糖	
糖尿病沟通记录	
用药记录（或处方单的复印件）	
医保卡	

急救箱	✔ 检查
常备药	
消毒液	
创可贴	
体温计	
口罩	

※ 除了列出来的这些物品外，如果还有别的必要物品，也请自行填写进去。

生活用品急救箱	✔ 检查
贵重物品（现金、存折）	
手电筒、电池	
手机、充电器	
携带式收音机	
饮用水	
应急食物	
替换衣服	
室内鞋	
湿巾	
塑料袋	
备用眼镜	
笔记本、笔	
洗漱用品、毛巾	
厕纸	
生理用品	
劳保手套	

低糖减肥法和糖尿病

低糖减肥法是指"最大限度地不吃大米、面包、面条等碳水化合物及含糖食物"的减肥法，也叫作低碳减肥法、控糖减肥法。这种减肥法对热量的摄入没有限制，肉、油炸食品都可以食用。那么，这个方法对于需要减重的糖尿病患者是否也有效呢？

低糖减肥法是基于罗伯特·阿特金斯博士提出的理念设计的饮食疗法，主张肥胖人士应该将每天的碳水化合物摄入量控制在50 g以下。从成分上来讲，碳水化合物包含糖类和膳食纤维。控制碳水化合物的摄入量后，人体吸收的糖类就会不足，因此为了获得能量，身体只能消耗脂肪。这样一来，体脂肪就会减少。

有研究结果显示，采用传统减肥法，即控制摄入的总热量和脂肪的人，和采用低糖减肥法的人相比，后者在6个月内的减重效果更佳。但是后续的研究结果显示，1年后，两个群体的差距并不大，且采用低糖减肥法的人血液中的"坏"胆固醇——低密度脂蛋白胆固醇（LDL）竟然增加了。除此之外，还有研究者称，长期执行低糖饮食的人患心血管疾病的风险会增高。

对糖尿病患者而言，控制碳水确实有可能改善高血糖和胰岛素抵抗。但目前，依然缺乏有力的证据证实这一点。

美国糖尿病学会在2011年发布的《糖尿病完全指南》中称，近年来虽然有研究证实控制碳水化合物的摄入量对改善2型糖尿病患者的高血糖及肥胖有效，但关于它的长期效果和安全性还没有得到充分证实，因此仍需要引起注意。日本糖尿病学会也不建议患者采用这种方法。不控制摄入的总热量，只是最大限度地减少碳水摄入的饮食方法，无论是在减重效果，还是在可持续性、安全性方面，都没有充足的数据支撑。

如果想要尝试低糖减肥法，请先征询医生的意见，了解所有可能会发生的风险后，再决定是否施行。如果要施行，最好选择相对宽松的控糖方法，不要极端地控制碳水化合物的摄入量。

降血糖的"2周改善法"
运动篇

指导　天川淑宏　理疗师
小池日登美　运动健康指导师

养成运动习惯至关重要，为此，请找到适合自己的运动。本章为大家制定了2套方案。方案A适合外出时间较多的人，方案B适合居家时间较多或体力较差的人。除此之外，本章也会介绍在日常生活中增加运动量、提高能量消耗及锻炼肌肉的方法。另外，每周结束后都要进行运动回顾。请用2周的时间，制定出适合自己的方案吧。

要点 1

拉伸

有助于排出堆积在肌肉中的疲劳物质。由于运动效果是在运动后显现，因此，不让肌肉感到疲劳非常重要。拉伸具有改善肌肉活动、防止受伤，以及放松心情的作用，请每天都进行拉伸。

要点 2

循序渐进

长期坚持运动才能有效减重。要想练出优质肌肉，1周需要锻炼3~4天。轻度的有氧运动＋增肌运动＋拉伸，三者搭配，效果更佳。

要点 3

注意事项

● 穿方便运动的衣服和鞋子
● 注意脚边，不要摔倒
● 小心低血糖（参考第92页）
● 感觉心跳加速、头晕目眩、站不稳时，立即停止运动
● 关节或肌肉出现强烈痛感时，立即停止运动

降血糖的 3 种运动

有氧运动 ＋ 增肌运动 ＋ 拉伸运动

促进脂肪燃烧和糖代谢！

每种运动的效果分别是什么？

有氧运动	增肌运动	拉伸
促进脂肪燃烧，减少体脂肪	**对肌肉施加负荷，打造优质肌肉**	**消除肌肉疲劳，提升运动效果**
有氧运动是有充足的氧气参与的运动。强度不大，轻微出汗，能一边说话一边运动即可。有氧运动还具有增加促进糖代谢的 GLUT4（参考第 32 页）和"好"胆固醇——高密度脂蛋白胆固醇（HDL）的作用。	优质肌肉的增加有助于提升肌肉力量和基础代谢水平，令多余的脂肪难以囤积，还能增强 GLUT4 的活性。2 天锻炼 1 次比每天锻炼效果更佳。	通过拉伸使由于运动和日常活动而疲劳的肌肉放松，促进疲劳物质排出。每处肌肉需要拉伸 20 秒。拉伸时动作要慢，且不能屏住呼吸。

有氧运动

`举例` ·健走（第 117 页）
·慢跑
·游泳
·骑行等

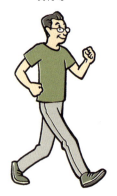

增肌运动

`举例` ·金鸡独立操
·慢蹲
·搓背操

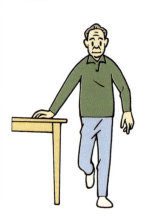

拉伸

`举例` ·腰腿拉伸
·背部拉伸
·胸肩拉伸等

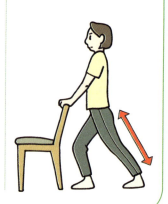

3 者搭配，效果更佳！

※ 如果出现心跳加速、头晕、站不稳或关节、肌肉剧烈疼痛等异常情况，请立即停止，并咨询主治医生。

如何实施2周改善法 [运动篇]
从2种方案中选择1种，
每完成1周要及时回顾身体情况！

[步骤1] 从2种方案中选1种

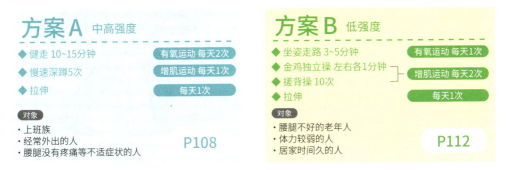

方案A 中高强度

◆ 健走 10~15分钟 —— 有氧运动 每天2次
◆ 慢速深蹲5次 —— 增肌运动 每天1次
◆ 拉伸 —— 每天1次

对象
· 上班族
· 经常外出的人
· 腰腿没有疼痛等不适症状的人

P108

方案B 低强度

◆ 坐姿走路 3~5分钟 —— 有氧运动 每天1次
◆ 金鸡独立操 左右各1分钟
◆ 搓背操 10次 —— 增肌运动 每天2次
◆ 拉伸 —— 每天1次

对象
· 腰腿不好的老年人
· 体力较弱的人
· 居家时间久的人

P112

[步骤2] 1周后回顾身体情况，调整方案

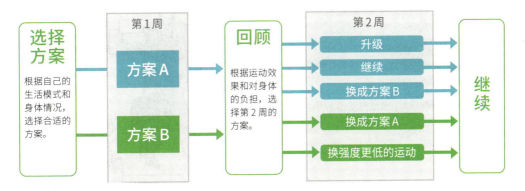

选择方案
根据自己的生活模式和身体情况，选择合适的方案。

第1周
方案A
方案B

回顾
根据运动效果和对身体的负担，选择第2周的方案。

第2周
升级
继续
换成方案B
换成方案A
换强度更低的运动

继续

如何提高运动效果，并坚持下去？

　　运动效果只有在运动一段时间后才能体现出来，因此请每2天运动1次。特别是以前没有运动习惯的人，想要坚持下去，从一开始就不要勉强自己。

现在就开始吧！
（下一页）

方案 A

中高强度的运动

第1周

每日记录

2天运动1次，每周3~4天，
拉伸每天都要做。

○…已完成
△…减少时间和次数
✕…没完成

第1周 ↓	健走	慢速深蹲	健走	拉伸
第1天				
第2天				
第3天				
第4天				
第5天				
第6天				
第7天				

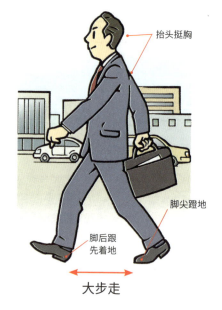

抬头挺胸

脚尖蹬地

脚后跟先着地

大步走

回顾 ［确认点］

- 顺利完成，并没有觉得勉强。
  也许可以再增加一点强度。
  → 开始升级方案 P111

- 顺利完成，感觉很好。
  但如果增加的话，可能会有点勉强。
  → 继续原方案

- 完成得很费力，很难再坚持1周。
  → 换方案B P112

如何坚持下去？

将运动融入生活就更容易坚持下去了。比如在平时看电视的时候稍做运动，或者踮着脚尖刷牙等。找到适合自己生活节奏的运动时间非常重要。

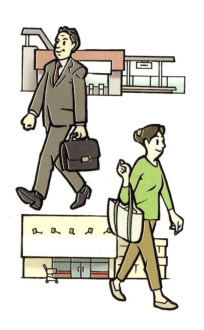

早餐后

上下班时，花10~15分钟，健走至车站※

有氧运动

离最近的车站只需步行5分钟也没关系，健走过去即可。下车后再健走至公司！

※步行速度的标准是每分钟110步以上（参考第117页）

不上班的人，可以练习坐姿走路10~15分钟（参考第112页）

午休时

慢速深蹲5次

增肌运动

空闲的时候做，但最好是用完餐后30分钟再做。

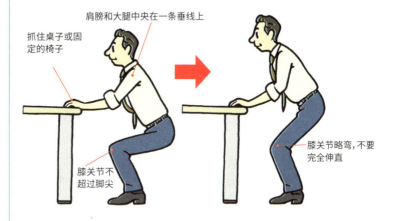

抓住桌子或固定的椅子

肩膀和大腿中央在一条垂线上

膝关节不超过脚尖

膝关节略弯，不要完全伸直

以这个姿势开始，保持3秒。

用5秒慢慢伸直膝关节，再用5秒慢慢回到原本的姿势。此为1次。

回家路上、购物时

从车站健走回家，或者购物时健走10~15分钟

有氧运动

提前1站下车，再步行回家，效果更佳！早上健走距离不够的人，可以通过这种方式弥补。

睡前

3种拉伸动作，每种坚持20秒

拉伸运动

请每天都拉伸。日常活动也会用到肌肉。通过拉伸消除肌肉疲劳，可以让你第二天精神饱满！

图中动作是针对腿后侧肌肉的拉伸。关于3种拉伸动作，请参考第118页。

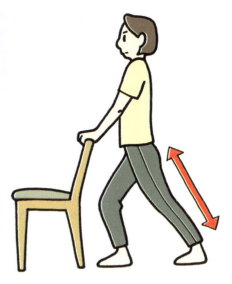

方案 **A**

中高强度的运动 **第2周**

每日记录

2天运动1次，每周3~4天，
拉伸每天都要做。

○···已完成
△···减少时间和次数
✕···没完成

第2周 ↓	健走	慢速深蹲	健走	拉伸
第1天				
第2天				
第3天				
第4天				
第5天				
第6天				
第7天				

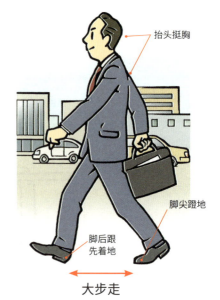

抬头挺胸

脚尖蹬地

脚后跟先着地

大步走

回顾 [确认点]

请在反复回顾的过程中，养成运动的习惯。

● 顺利完成，并没有觉得勉强。
也许可以再增加一点强度。
→ 加快步行速度

● 顺利完成，感觉很好。
但如果增加的话，可能会有点勉强。
→ 继续原方案

● 完成得很费力，很难再坚持1周。
→ 换成方案A的第1周或方案B

如何坚持下去？

如果增加运动强度，加快步行速度后，感觉有点吃力，就退回原来的方案。能让人长期坚持下去的运动才能改变身体。

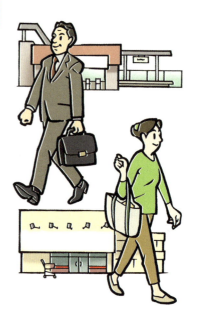

早餐后

上下班时，
花10~15分钟，
健走至车站※

`有氧运动`

★升级
→加快健走速度

请参考第117页上的"反映运动强度的单位"，将健走的速度提高1~2个级别。

练习坐姿走路的人，练习时间增加3~5分钟。

午休时

慢速深蹲5次　`增肌运动`

空闲的时候做，但最好是用完餐后30分钟再做。

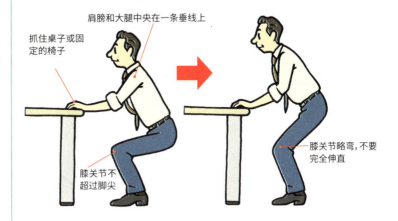

肩膀和大腿中央在一条垂直线上

抓住桌子或固定的椅子

膝关节不超过脚尖

膝关节略弯，不要完全伸直

以这个姿势开始，保持3秒。

用5秒慢慢伸直膝关节，再用5秒慢慢回到原本的姿势。此为1次。

回家路上、购物时

从车站健走回家，或者购物时健走10~15分钟

`有氧运动`

★升级
→加快健走速度

请参考第117页上的"反映运动强度的单位"，将健走的速度提高1~2个级别。

睡前

3种拉伸动作，
每种坚持20秒　`拉伸运动`

图中是针对大腿前侧和髋、膝关节的拉伸。关于3种拉伸动作，请参考第118页。

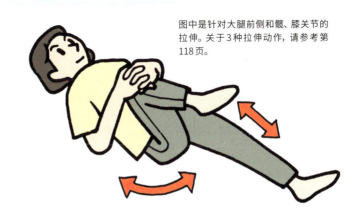

方案 B

低强度的
运动

第1周

每日记录

2天运动1次，每周3~4天，
拉伸每天都要做。

○…已完成
△…减少时间和次数
✕…没完成

第1周 ↓	坐姿走路	金鸡独立操	搓背操	拉伸
第1天				
第2天				
第3天				
第4天				
第5天				
第6天				
第7天				

回顾 [确认点]

- 顺利完成，并没有觉得勉强。
  也许可以再增加一点强度。
  → 增加1项运动　**P114**
  　　或者换成方案A　**P108**
- 顺利完成，感觉很好。
  但如果增加的话，可能会有点勉强。
  → 继续原方案
- 完成得很费力，很难再坚持1周。
  → 换成强度更低的运动　**P114**

如何坚持下去？

　　将运动融入生活就更容易坚持下去了。比如养成在看电视的时候运动，或者一有空闲就运动的习惯等。请找到适合自己生活节奏的运动时间。正在接受治疗的人，请和主治医生商量后再开始运动。

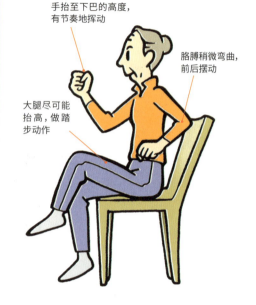

手抬至下巴的高度，
有节奏地挥动

胳膊稍微弯曲，
前后摆动

大腿尽可能
抬高，做踏
步动作

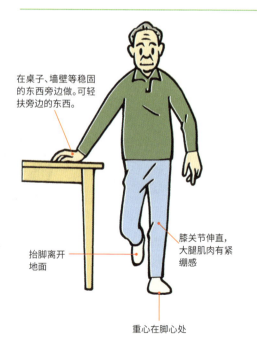

在桌子、墙壁等稳固
的东西旁边做。可轻
扶旁边的东西。

膝关节伸直，
大腿肌肉有紧
绷感

抬脚离开
地面

重心在脚心处

早餐后

坐姿走路
3~5 分钟

有氧运动

这种运动不会对膝关节造成负担。请坐在稳固的椅子上进行。如果觉得困难，可以先脚尖着地，只抬脚后跟。

洗澡时

搓背动作，
来回算1次，
做10次

增肌运动

锻炼后背和手臂的肌肉。背部有一块很大的肌肉，因此这个运动可以有效增肌。

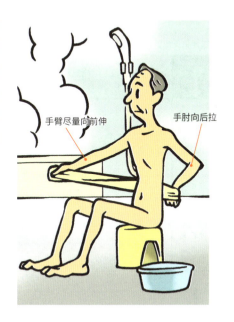

手臂尽量向前伸

手肘向后拉

午餐后

金鸡独立操
左右各 1 分钟

增肌运动

做1分钟金鸡独立操，腿部肌肉的负荷等同于步行52分钟。

睡前

3种拉伸动作，
每种做20秒

拉伸运动

每天都要拉伸。日常活动中也会用到肌肉。通过拉伸消除肌肉疲劳，可以让你第二天精神饱满。

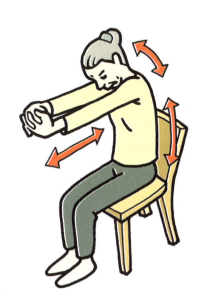

图中是针对背部肌肉的拉伸。关于3种拉伸动作，请参考第118页。

方案 B

低强度的
运动

第2周

每日记录

2天运动1次，每周3~4天，
拉伸每天都要做。

○…已完成
△…减少时间和次数
✕…没完成

第2周 ↓	坐姿走路	金鸡独立操	搓背操	拉伸
第1天				
第2天				
第3天				
第4天				
第5天				
第6天				
第7天				

回顾 [确认点]

- 顺利完成，并没有觉得勉强。
  也许可以再增加一点强度。
  → 换成方案A　**P108**

- 顺利完成，感觉很好。
  但如果增加的话，可能会有点勉强。
  → 继续原方案

- 完成得很费力，很难再坚持1周。
  → 换成强度更弱的运动
  ※ 减少除拉伸以外的运动。

请在反复
回顾的过程中，
养成运动的
习惯。

如何坚持下去?

运动贵在坚持，少做一点也没关系。请在有空的
时候，做自己力所能及的运动。可以先从拉伸开始，
之后再慢慢增加难度。

★如果需要增加
1组运动

增加 5 次
慢速深蹲

增肌运动

一开始不一定要
做满5次，能做多
少做多少。有空闲
的时候随时都可
以做，但早餐后、
午餐后、晚餐后做
效果更佳。

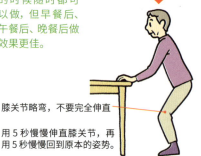

抓住桌子或稳
固的椅子

肩膀和大
腿中央尽
量在一条
垂线上

膝关节
不超过
脚尖

这个姿势保持3秒钟。

膝关节略弯，不要完全伸直

用 5 秒慢慢伸直膝关节，再
用 5 秒慢慢回到原本的姿势。

★如果需要降低
强度

请减少各项
运动的时间
或次数

也可以从坐姿走路、
金鸡独立操和搓背
操中，选择自己能做的。
拉伸请尽量每天都做。

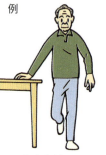

例

金鸡独立操
左右各30秒

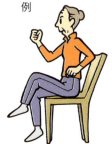

例

坐姿走路
1~2分钟

早餐后

坐姿走路
3~5 分钟

有氧运动

手抬至下巴的高度，
有节奏地挥动

胳膊稍稍弯曲，
前后摆动

大腿抬起来，
尽可能抬得比
第1周高

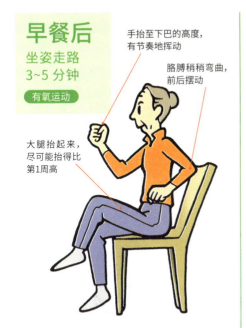

洗澡时

搓背动作，
来回算1次，
做10次

增肌运动

手臂尽量向前伸

手肘向后拉

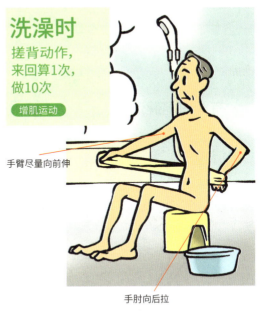

午餐后

金鸡独立操
左右各 1 分钟

增肌运动

在桌子、墙壁等稳固
的东西旁边做。需要
时可轻扶一下。

抬脚离开地面

膝关节伸
直，大腿
肌肉有紧
绷感

重心在脚心处

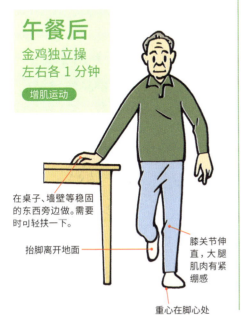

睡前

3种拉伸动作，
每种坚持20秒

拉伸运动

图中是针对腿后侧
肌肉的拉伸。关于3
种拉伸动作，请参
考第118页。

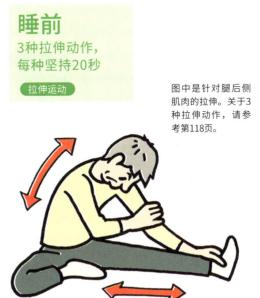

改善生活习惯，增加活动量

只要改善日常行为，就可以增加活动量，促进脂肪燃烧，增强肌肉力量！

方法 1

有意识地健走

通过加快速度，
利用健走增加热量消耗。

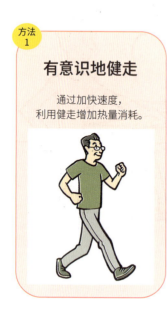

方法 2

利用楼梯

小步地上下楼梯，
能够增强腰腿的肌肉力量！

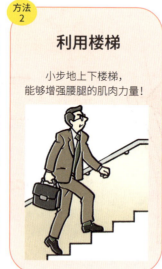

方法 3

在停车场时，将车停在离出入口较远的地方

有意识地增加步行距离。

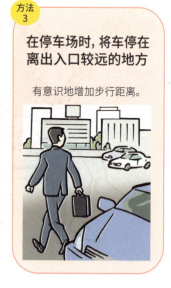

方法 4

在外用餐后，增加步行量

在外面用餐容易摄入过多热量。趁着外出的机会，多走一些路，增加热量消耗。

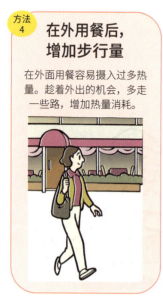

方法 5

能站着就不坐着

只要站着，就会有肌肉在收缩，热量消耗也会有所增加。

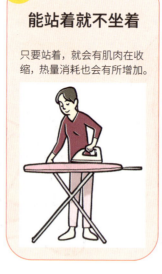

方法 6

每天外出1次

每天待在家里，走路步数有限。只要出门散步10分钟，热量消耗就会明显增加！

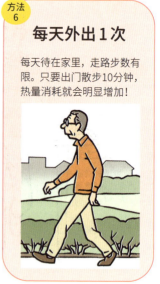

健走是怎样的步行方式？

健走是一种以每分钟超过110步的速度步行的有氧运动。热量消耗量取决于步行的速度和方式（参考下表）。步行速度越快，运动的强度就越高，消耗的热量也越多。加快速度，增大步幅，比如平时走10分钟的路程9分钟走完，这就是健走。

去最近的车站或常去的超市时

以40多岁的女性(55 kg)为例

平时的速度

假设

90步/分→消耗热量75 kJ/10分钟

加快速度

假设

110步/分→消耗热量121 kJ/10分钟

健走时有意锻炼全身肌肉，效果更佳！

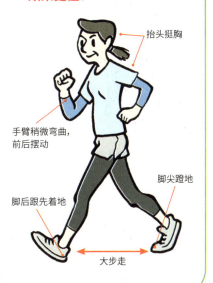

抬头挺胸

手臂稍微弯曲，前后摆动

脚尖蹬地

脚后跟先着地

大步走

反映运动强度的单位"梅脱"

梅脱（Met's）是各种活动相对于安静坐着时的能量消耗的倍数。坐着时能量消耗为1梅脱。站立时为1.5梅脱。110步/分的健走为3.2梅脱，是非常有效的有氧运动。

（引自：《基于Met's的步数、步行方法指导》）

步行速度	梅脱
110 步/分	3.2
112 步/分	3.3
114 步/分	3.4
115 步/分	3.5
116 步/分	3.6
118 步/分	3.7
120 步/分	3.8
122 步/分	3.9
124 步/分	4.0

利用计步器或活动计量器！

计步器和活动计量器可以帮你快速确认活动量是否增加。

活动计量器会全天候监测身体的活动量，并计算出每天消耗的总热量。市面上常见的计步器也会显示步行消耗的热量，可以帮你提高自己的运动积极性。

计步器

大部分计步器的使用方法都很简单，显示的步数字大且清晰，适合初学者。

活动计量器

种类较多，有放在口袋里的，也有固定在衣服上的。

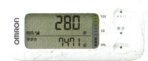

图片上的活动计量器可以分别显示步行、爬楼梯和快步走的热量消耗数据。

通过简单的拉伸消除肌肉疲劳

学习正确的
拉伸方法吧!

118

3种拉伸

拉伸背部、大腿前侧和臀部、腿后侧这3大部位,就可以拉伸到所有大肌肉群。请选择自己可以做到的动作进行拉伸。

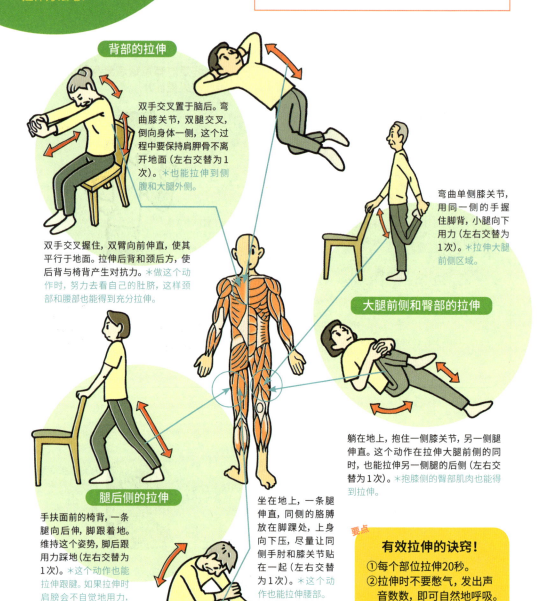

背部的拉伸

双手交叉置于脑后。弯曲膝关节,双腿交叉,倒向身体一侧,这个过程中要保持肩胛骨不离开地面(左右交替为1次)。＊也能拉伸到侧腹和大腿外侧。

双手交叉握住,双臂向前伸直,使其平行于地面。拉伸后背和颈后方,使后背与椅背产生对抗力。＊做这个动作时,努力去看自己的肚脐,这样颈部和腰部也能得到充分拉伸。

弯曲单侧膝关节,用同一侧的手握住脚背,小腿向下用力(左右交替为1次)。＊拉伸大腿前侧区域。

大腿前侧和臀部的拉伸

躺在地上,抱住一侧膝关节,另一侧腿伸直。这个动作在拉伸大腿前侧的同时,也能拉伸另一侧腿的后侧(左右交替为1次)。＊抱膝侧的臀部肌肉也能得到拉伸。

腿后侧的拉伸

手扶面前的椅背,一条腿向后伸,脚跟着地。维持这个姿势,脚后跟用力踩地(左右交替为1次)。＊这个动作也能拉伸跟腱。如果拉伸时肩膀会不自觉地用力,请在拉伸前先深吸一口气,拉伸时再吐气,就可以放松肩膀了。

坐在地上,一条腿伸直,同侧的胳膊放在脚踝处,上身向下压,尽量让同侧手肘和膝关节贴在一起(左右交替为1次)。＊这个动作也能拉伸腰部。

要点

有效拉伸的诀窍!

①每个部位拉伸20秒。
②拉伸时不要憋气,发出声音数数,即可自然地呼吸。
③以大块肌肉为中心进行。

降血糖的"2周改善法"

饮食篇

指导　贵堂明世　营养管理师
料理　伊藤玲子　料理家

糖尿病患者也可以享受丰盛的美食。本章介绍的料理不仅美味、
低热量，而且制作简单。除此之外，还会介绍为期2周的
改善菜单。请从现在开始习惯低热量饮食吧。
这些食谱对于没有患糖尿病的人而言，
也是非常健康的。

● 1人份的热量和含盐量。从第
126页的菜单开始，会分别列出
6 697 kJ 或 5 860 kJ 的每日
摄入量。季节不同，食材里营养
成分的含量也会有所不同，因
此此处的数值仅为参考值。

用料表

● 食材的用量基本是以1人份为
准，但也有部分食谱是根据制
作便利性而配制的。如果要做2
人份或4人份，只要按照人数的
倍数增加食材用量即可。不过，
调味料请边尝边调整。

可替换食材

● 此处会介绍可以替代的食材，丰
富菜单。

要点

● 此处会介绍有助于减少热量和
盐分的烹调小知识。

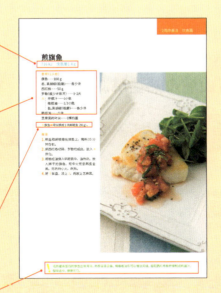

食谱的看法

本章将每天需要摄取的热量
设定为 6 697 kJ 。主菜、副菜、
汤中的每日食盐摄入量控制
在 8~10 g。

＊食盐的每日理想摄入量是
7~8 g。要想减少摄入量，做
味噌汤的时候可以使用混合
味噌（第174页），并且汤类
只喝2/3。

＊从第126页开始介绍的食
谱上标有号码，代表进餐的
顺序。

○食谱中的计量单位：1杯 =200 mL、1大匙 =15 mL、1小匙 =5 mL。
○微波炉的加热时间按照 600 W 的功率计算。如果你的微波炉为 500 W，
　加热时间则延长至 1.2 倍。
○使用氟树脂加工或陶瓷加工的平底锅，能更好地控制油量。

通过米饭控制血糖值

惊人的血糖＆热量降减法

引发糖尿病的一个重要因素是过食。关于糖尿病患者应该吃什么、吃多少，本书第 24 至第 31 页已经反复论述过了。但是，如果设定的目标太高则容易受挫。因此，请从自己力所能及的事情做起，一步一步脚踏实地地施行。只要记住下面 3 个方法，就能控制住血糖。

设计菜单前，先确认这些

[血糖＆热量降减法]

1 米饭称重，谨遵适量原则

2 按照蔬菜➡肉类➡米饭的顺序进食

3 每餐都要吃蔬菜、海藻、菌菇

① 米饭称重，谨遵适量原则

请记住自己每餐的米饭量

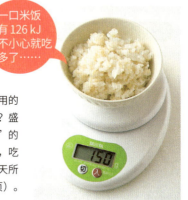

一口米饭有126 kJ 一不小心就吃多了……

　　米饭的量取决于每天需要摄取的热量。假如每天需要摄取 6 697 kJ，那么每餐的米饭量就是 150~200 g。150 g 米饭相当于 1 小碗，热量大约有 1 046 kJ。200 g 米饭相当于 1 碗（本章的食谱是按照 1 餐 150 g 来设计的）。请用你使用的饭碗称一下自己平时摄入的米饭量，是不是发现比自己预想的多？盛饭的时候如果总是"凭感觉"，就容易在不知不觉间进入"过食"的状态。因此，请一定要用厨房秤称重，严格遵守适量原则。另外，吃饭时，要细嚼慢咽。因为细嚼慢咽容易让人获得饱腹感（关于每天所需热量的计算方法，请参考第 25 页。关于菜量，请参考第 124 页）。

只吃适量米饭的话，该如何获得满足感

这里也要注意！

优先选择茶色糙米饭

　　掌握米饭的量后，还需要提高米饭的质。食用富含膳食纤维的糙米或杂粮，可以获得更好的效果。血糖生成指数（GI 值）是衡量食物对餐后血糖影响的指标之一。糙米的 GI 值比起白米更低，能更好地抑制血糖上升。因此，选择"茶色"的糙米比"白色"的精米更好。本章食谱中出现的米饭都是精米和糙米以 7：3 的比例烹煮而成的糙米饭。

做成饭团后……米饭 150 g（右）、135 g（左）

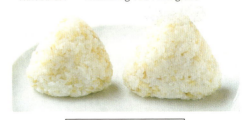

糙米饭（150 g）
热量…1 051 kJ
膳食纤维…0.9 g

更换饭碗

　　对于习惯再来一碗或盛一大碗米饭的人而言，上文规定的量可能无法满足他们。针对这种情况，可以尝试更换饭碗。下面我们来对比一下两种饭碗吧。

　　右图中的 A、B 两碗饭，哪个更多呢？答案是两个都是 150 g。A 碗尺寸小但深，用它来盛饭，看上去量比较少。而 B 碗口径大却浅，盛饭量看上去更多，更容易让人在心理上获得满足感。

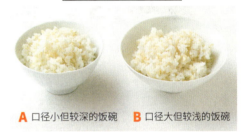

A 口径小但较深的饭碗　　**B** 口径大但较浅的饭碗

② 按照蔬菜➡肉类➡米饭的顺序进食

理想的进食顺序是蔬菜优先

【血糖值的上升速度】

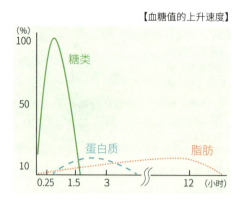

你知道有一种进食顺序可以防止血糖值急速上升吗？如左图所示，食用糖类后，血糖值上升速度最快。由此可见，如果进食时先吃米饭，血糖就会像左图那样突然飞涨。

进餐顺序应采用蔬菜优先的方式。即第一盘先吃拌菜或沙拉等蔬菜（膳食纤维），接着再吃肉类等主菜，最后以米饭（糖类）收尾。吃饱后，最后的米饭或者面也可以选择不吃。

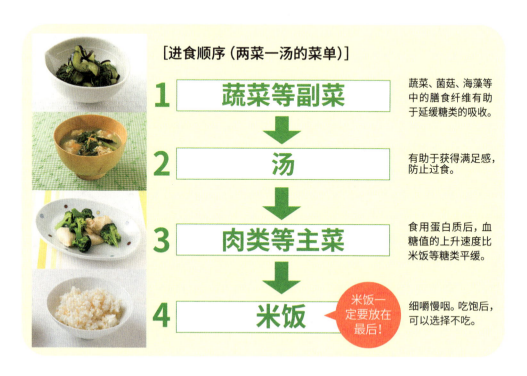

[进食顺序（两菜一汤的菜单）]

1 蔬菜等副菜
蔬菜、菌菇、海藻等中的膳食纤维有助于延缓糖类的吸收。

2 汤
有助于获得满足感，防止过食。

3 肉类等主菜
食用蛋白质后，血糖值的上升速度比米饭等糖类平缓。

4 米饭
米饭一定要放在最后！
细嚼慢咽。吃饱后，可以选择不吃。

③ 每餐都要吃蔬菜、海藻、菌菇

通过低热量的副菜控制体重

　　膳食纤维非常重要，被视作人体所需的第六大营养素。包含大量富含膳食纤维的蔬菜、菌菇、海藻等食物的低热量饮食，是糖尿病的"特效药"。水溶性膳食纤维会在我们的胃中铺设一张水溶性的"网"，来抓捕进入胃部的糖类，以此抑制血糖值急速上升。因此，最好在最初进食时先选择这些食材。魔芋等富有嚼劲的食材，如果不充分咀嚼就无法吞咽，可以有效防止过食，建议大家一日三餐都食用。

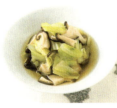

除了蔬菜外，也要多吃低热量的菌菇。

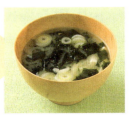

煮味噌汤时，除了常见的裙带菜外，也可放入海藻、羊栖菜等海藻类食材。

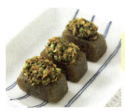

魔芋的热量低且富含膳食纤维，还富有嚼劲，能防止过食。

什么是膳食纤维？

膳食纤维是糖尿病患者饮食中的"明星成分"。中国成年人的膳食纤维适宜摄入量为25~30 g，孕妇则在此基础上增加4 g为宜。【引自《中国居民膳食营养素参考摄入量（2023版）》】

"水溶性"和"不溶性"

　　膳食纤维有水溶性和不溶性两种类型。前者可溶于水，后者不溶于水。水溶性膳食纤维的主要作用是吸附胆固醇这类容易引起生活方式病的物质，将其排出体外，并且延缓人体对葡萄糖的吸收，抑制血糖快速升高。

　　不溶性膳食纤维则可以在肠胃中吸水膨胀，预防便秘，将有害物质排出体外。肠道内的益生菌也会以膳食纤维为食物进行增殖，以此改善肠道环境。另外，由于膳食纤维会膨胀，很容易让人产生饱腹感，可以有效防止过食。

　　这两种膳食纤维都能通过蔬菜、谷物、豆类、菌菇、水果等食物大量摄取。

【富含膳食纤维的食物（水溶性和不溶性膳食纤维的总量）】

食物	一餐的食用量	膳食纤维含量	食物	一餐的食用量	膳食纤维含量
大豆(煮)	80 g	5.3 g	豆腐渣(新)	40 g	4.6 g
红豆(煮)	50 g	6.1 g	羊栖菜(干)	10 g	4.3 g
抱子甘蓝	100 g	5.5 g	蟹味菇	100 g	3.2 g
西蓝花	100 g	4.3 g	西洋南瓜	100 g	3.5 g
无花果干	30 g	3.2 g	黑麦面包	60 g	3.4 g
纳豆	50 g	3.4 g	花椰菜	100 g	2.9 g
茼蒿	100 g	3.2 g	木耳(干)	5 g	4.0 g
芋头	120 g	2.8 g	牛蒡	50 g	2.9 g
杏鲍菇	50 g	1.7 g	干萝卜丝	10 g	2.1 g
魔芋	80 g	2.3 g	金针菇	50 g	2.0 g
柿饼	50 g	7.0 g	引自《日本食品标准成分表（2023年增补）》		

一日三餐，两菜一汤

一日三餐，规律饮食并保持营养均衡是糖尿病饮食疗法的大前提。为此，设计三餐的菜单时，必须兼顾营养均衡和合理的热量摄入。

菜单的设计方法很简单。先计算出自己每天需要摄取的热量，再将其分配到三餐中。按照每餐的热量组合搭配自己喜欢的菜即可。内容基本是两菜一汤或三菜一汤，即 1 道主菜、1~2 道副菜，再加 1 份汤。

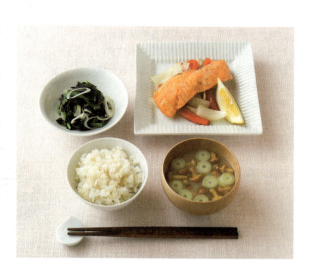

[菜单的设计方法]

 计算每天需要摄取的热量
＊计算方法请参考第25页

⬇

 将热量分配至三餐
＊早中晚最理想的热量分配比例为3：4：3

⬇

3 **选择菜肴**
＊1道主菜、1~2道副菜、1份汤

[三餐的热量分配示例]

每天需要摄取的热量	早餐（kJ）	午餐（kJ）	晚餐（kJ）	主食（kJ）
6 697 kJ	2 093	2 302	2 302	约3 139
5 860 kJ	1 884	2 092	1 884	约2 637

每天需要摄取的热量是 **6 697 kJ** 时

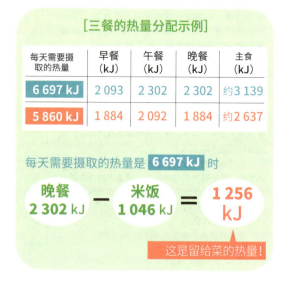

$$晚餐\ 2302\,kJ - 米饭\ 1046\,kJ = 1256\,kJ$$

这是留给菜的热量！

不买太多也是防止过食的关键！

本章是以3天为单位设计的菜单。可以第1天傍晚去购物，从当天的晚餐开始按照菜单施行。

[3天份的食材清单]

买菜时请尽可能按最小单位购买。比如，蔬菜按"个"买，鸡蛋买6个装。

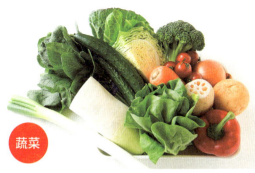

蔬菜

2根黄瓜、1个彩椒、1棵沙拉菜、1颗小西蓝花、1/3根白萝卜、1根大葱、1/4颗卷心菜、6小棵菠菜、6颗圣女果、1颗洋葱、1小节莲藕、1小根胡萝卜、1颗土豆

肉类

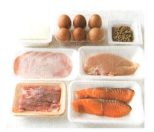

1块鸡胸肉（去皮）、4片薄切猪腿肉、4片火腿、2块鲜鲑鱼、1/3块北豆腐、1小盒纳豆、6颗鸡蛋

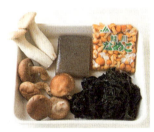

菌菇、海藻等

2根杏鲍菇、5个鲜香菇、1小盒滑子菇、1袋裙带菜（盐腌）、1小块魔芋

[菜肴的选择方法]

①从主菜（第138~161页）中选择1道

选择自己想吃的鱼类、禽畜类（低脂肪高蛋白的部位）。

②从副菜（第162~173页）中选择1~2道

选择可以和主菜搭配的蔬菜、菌菇、海藻。组合搭配能让人产生满足感、热量又低。

③从汤（第174~177页）中选择1种

汤要清淡一点，每天1次为佳。

④如果还有热量富余

通过牛奶等乳制品补充钙，通过水果补充维生素和矿物质。

● 尽可能选择低脂牛奶

低脂牛奶200 mL…398 kJ
原味酸奶100 mL…272 kJ

● 水果含有大量果糖，不要过量摄入。

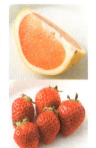

1根香蕉（净重100 g）…360 kJ
1/4个西柚（净重90 g）…142 kJ
5颗草莓（净重140 g）…201 kJ
1/2个苹果（净重90 g）…226 kJ
1个橘子（净重85 g）…163 kJ

第1天·晚餐

主菜鸡胸肉，搭配美味又富含膳食纤维的副菜

香蒸鸡肉套餐

6 697 kJ　**2 172** kJ　含盐量3.3 g
5 860 kJ　**1 925** kJ　含盐量2.9 g

进食顺序①➡②➡③➡④➡⑤

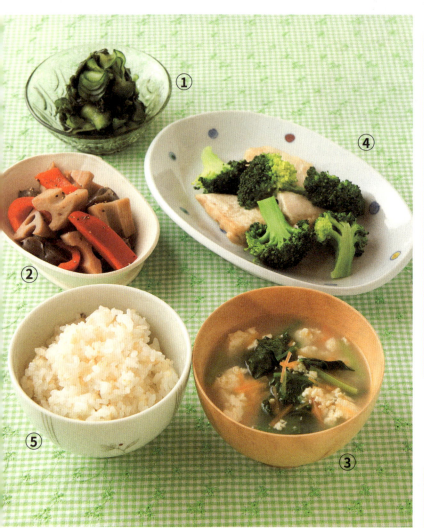

建议

主食 大米和糙米以7：3的比例煮成糙米饭。可以从中摄取少许维生素、矿物质和膳食纤维。

主菜 主菜是低热量、低脂肪的鸡胸肉，控制热量摄入。裹上马铃薯淀粉再上锅蒸，可以让鸡肉汤汁变得黏稠，防止肉质变柴。

副菜 选择富有嚼劲的根茎类菜和魔芋做成炒菜，可以防止吃得过快和过多。由于这里使用了油，所以另一道菜选择热量不到105 kJ的醋拌菜。味道搭配也很绝妙。

汤 热量还未超标，可以在汤里多放点食材。

5 860 kJ

糙米饭➡135 g
魔芋炒莲藕➡量减半

126

糙米饭 (150 g)

1 051 kJ　含盐量0 g

香蒸鸡肉

523 kJ　含盐量0.6 g

食材(1人份)

鸡胸肉(去皮)……80 g

A｜料酒……1小匙
　｜酱油、蚝油……各1/3小匙
　｜胡椒……少许

西蓝花……50 g

马铃薯淀粉……少许

做法

1. 将鸡肉斜切成适口大小，放入 A 中，拌匀后腌制 10 分钟左右。
2. 将 1 中的鸡肉裹上马铃薯淀粉，拍掉多余淀粉。
3. 将 2 和切成小朵的西蓝花平铺在蒸锅上，蒸 5 分钟左右。

裙带菜醋拌黄瓜

75 kJ　含盐量0.5 g

食材(1人份)

黄瓜……1/2根

盐……少许

裙带菜(盐腌)……10 g

A｜醋、水、白砂糖、酱油……各1/2小匙

生姜丝……2 g

做法

1. 将黄瓜切成薄片，撒上盐，待其变软后，用清水冲洗干净，沥去水分。
2. 将裙带菜洗干净，焯水，沥去水分。
3. 将 A 中的调料拌匀，放入 1、2 和生姜丝，搅拌拌匀。

魔芋炒莲藕

285 kJ　含盐量0.9 g

食材(2人份)

魔芋块……120 g

莲藕……80 g

彩椒(红)……1/2个

橄榄油……1小匙

A｜高汤……3/4杯
　｜白砂糖、酱油……各1小匙
　｜盐……少许

黑胡椒(粗磨)……少许

做法

1. 将魔芋块撕成适口大小。莲藕也切成适口大小。彩椒切成长条。
2. 在锅中倒入橄榄油，油热后放入 1，翻炒一下。等食材都裹上油后，加入 A 调味。转中小火煮至收汁。最后撒上黑胡椒。

杂烩汤

239 kJ　含盐量1.3 g

食材(1人份)

菠菜……1棵(15 g)

胡萝卜……10 g

北豆腐……40 g

芝麻油……1/4小匙

高汤……3/4杯

A｜盐……1/5小匙
　｜料酒……1/5小匙

酱油……少许

做法

1. 将菠菜切成 2~3 cm 的长段，将胡萝卜切成丝。
2. 热锅，放入捣碎的豆腐，煮至水蒸发。然后加入芝麻油和胡萝卜，快速翻炒一下。
3. 加入高汤，煮沸后，加入 A 调味。最后加入菠菜，稍微煮一下。

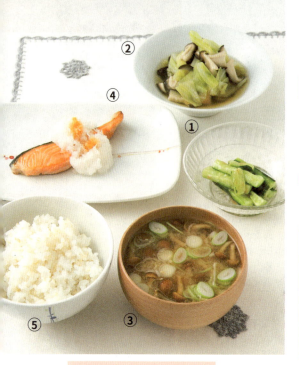

① ② ④ ③ ⑤

将烤鱼稍做些改变，就可以大幅减少其中的热量和盐分

烤鲑鱼套餐

6 697 kJ **1 946** kJ
含盐量3.3 g

5 860 kJ **1 787** kJ
含盐量3.2 g

建议

主食 大米和糙米以7：3的比例煮成糙米饭。可以从中摄取少许维生素、矿物质和膳食纤维。

主菜 将腌鲑鱼换成鲜鲑鱼，抹上少许料酒和酱油，烤熟。搭配萝卜泥一起食用，可以防止盐分摄入过多。

副菜 早餐常吃的酱菜含盐量很高，请换成卷心菜煮香菇、黄瓜拌梅肉。蔬菜和菌菇中的膳食纤维具有抑制血糖升高的作用，可以在早餐多吃一点。

汤 小鱼干高汤，少放盐，多放富含膳食纤维的滑子菇。

5 860 kJ 糙米饭➡135 g
鲜鲑鱼➡减至60 g

糙米饭 (150 g)
1 051 kJ 含盐量0 g

烤鲑鱼 506 kJ 含盐量0.7 g

食材(1人份)
鲜鲑鱼……1小块(70 g)
A｜料酒、酱油……各1小匙
萝卜泥……30 g
酱油……少许

做法
1. 将A抹在鲑鱼表面，腌制12~13分钟后，烤至两面焦黄。
2. 装盘，配上萝卜泥。可根据喜好淋上少许酱油。

＊鲜鲑鱼➡可替换为80 g鲅鱼或80 g旗鱼或60 g青花鱼。
＊料酒、酱油各1小匙➡可替换为少许盐

黄瓜拌梅干 50 kJ 含盐量0.7 g

食材(1人份)
黄瓜……1/2根
A｜梅干……1/4个
　｜味醂……少许

做法
1. 将黄瓜去皮，切成2段，再纵向切成4等份。
2. 将A搅拌均匀，放入1，拌匀。

卷心菜煮香菇
113 kJ 含盐量0.4 g

食材(1人份)
卷心菜……80 g
鲜香菇……2个
A｜高汤……2/3杯
　｜料酒……1/2大匙
　｜酱油……1/3小匙
　｜盐……1/6小匙

做法
1. 将卷心菜切成适口大小，香菇切成薄片。
2. 将A和1放入锅中，开中火煮3~4分钟。

滑子菇汤
226 kJ 含盐量1.5 g

食材(1人份)
北豆腐……30 g
滑子菇……30 g
大葱……3 cm
高汤(小鱼干)……3/4杯
味噌……8 g

做法
1. 将豆腐切成小方块，大葱切成葱花。
2. 将高汤、滑子菇、豆腐放入锅中，开火煮至沸腾后，放入味噌，搅拌溶化。最后放入葱花。

第2天·午餐

照烧鸡肉去除多余油分，
减少热量摄入

照烧鸡肉便当

| 6 697 kJ | **2 189** kJ | | 5 860 kJ | **1 871** kJ |
含盐量1.7 g　　　　含盐量1.3 g

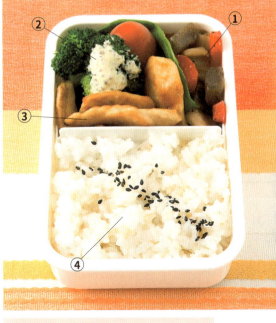

建议

主食 选择一个适当的便当盒。每天所需热量是 6 697 kJ 时，选择 500 mL 便当盒。

主菜 鸡胸肉裹上面粉后再煎，可以避免肉质变柴。但是如果面粉裹得太多，又会吸收多余油分，因此煎炸前要拍掉多余的面粉。另外，照烧是一种在食材表面抹上酱汁的烹饪手法，使用少量的调味料即可满足味蕾，有利于减盐。

副菜 前天晚上做的魔芋块炒莲藕量比较多，可以放在便当里。拌西蓝花的酱料中加入少许芥末籽酱，可以减少蛋黄酱的用量。

| 5 860 kJ | 糙米饭➡135 g
魔芋炒莲藕➡量减半
芥末籽蛋黄酱拌西蓝花➡蛋黄酱减半

糙米饭 (150 g)（加少许黑芝麻）

1 067 kJ　含盐量0 g

照烧鸡肉

581 kJ　含盐量0.5 g

食材（1人份）

鸡胸肉(去皮)……70 g
小麦粉……少许
色拉油……1/2小匙
A｜料酒……1大匙
　｜味醂……1小匙
　｜酱油……1/2小匙
沙拉菜……1~2片

做法

1. 将鸡肉斜切成适口大小，裹上小麦粉后，拍掉多余的粉。
2. 在平底锅中倒入色拉油，油热后，加入 1 的鸡肉，煎至两面焦黄。
3. 转小火，倒入 A，炒至颜色均匀。装入便当盒时，用沙拉菜和其他菜隔开。

芥末籽蛋黄酱拌西蓝花

255 kJ　含盐量0.3 g

食材（1人份）

西蓝花……30 g
A｜蛋黄酱、芥末籽酱……各1小匙
圣女果……1颗

做法

1. 将西蓝花切成小朵，放入加了少许盐（额外）的热水中煮至颜色变得青翠，然后挤干水。
2. 将 A 搅拌均匀，再加入 1 拌匀。和圣女果一起放入便当盒。

魔芋炒莲藕

284 kJ　含盐量0.9 g

（＊做法参考第 1 天的晚餐“香蒸鸡肉套餐”）

使用脂肪少的猪腿肉，增加
辣味，减少热量

辣味土豆猪肉套餐

| 6 697 kJ | 2 189 kJ | 含盐量2.0 g |
| 5 860 kJ | 1 946 kJ | 含盐量2.0 g |

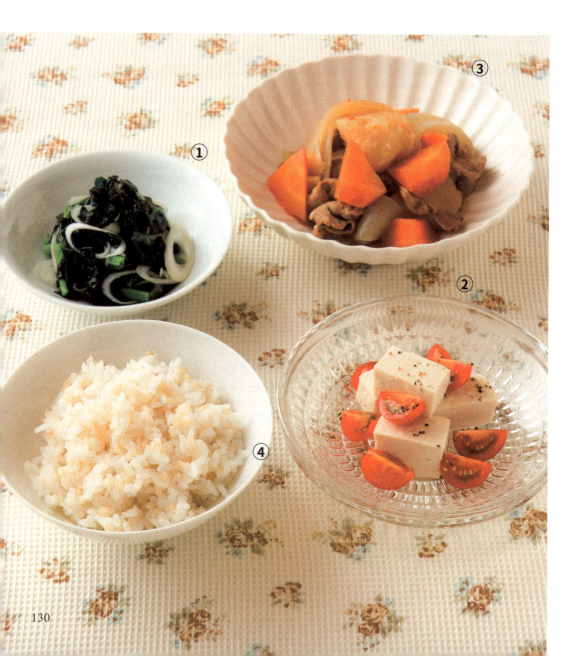

主食 大米和糙米以7：3的比例煮成糙米饭。可以从中摄取少许维生素、矿物质和膳食纤维。

主菜 肉选择脂肪少的猪腿肉。用芝麻油炒制，不仅能增加芝麻的风味，还能大幅减少热量。此外，也要减少会让血糖上升的土豆的用量，增加洋葱和胡萝卜的量。

副菜 由于主菜的肉量较少，因此副菜使用豆腐来补充蛋白质。除此之外，再加一道富含膳食纤维的黄绿色蔬菜和海藻的拌菜。

5 860 kJ 糙米饭➡135 g　辣味土豆猪肉➡猪腿肉减至30 g，土豆减至60 g

糙米饭 (150 g)

1 051 kJ　含盐量0 g

辣味土豆猪肉

841 kJ　含盐量0.6 g

食材（1人份）

猪腿肉(切薄片)……40 g
土豆……80 g
洋葱……80 g
胡萝卜……50 g
芝麻油……1/3小匙

A　高汤……1/2杯
　　料酒、味醂、酱油……各1小匙
　　辣椒粉……少许

做法

1. 将猪肉切成 2~3 cm 宽，土豆切成适口大小，洋葱切成丝，胡萝卜切成块。
2. 锅中倒入芝麻油，油热后，加入 1，用中火翻炒。炒至所有食材都裹上油后，加入 A，盖上锅盖煮 10 分钟左右。

圣女果凉拌豆腐

147 kJ　含盐量0.3 g

食材（2人份）

北豆腐……40 g
圣女果……2颗
盐、黑胡椒(粗磨)……各少许

做法

1. 圣女果去蒂，切成月牙形，撒上盐和黑胡椒，静置 5~6 分钟。
2. 将豆腐切成适口大小，盛入餐具，倒入 1。

菠菜拌裙带菜

151 kJ　含盐量1.1 g

食材（1人份）

裙带菜(盐腌)……10 g
菠菜……50~60 g
大葱……5~6 cm

A　味噌、醋……各1小匙
　　白砂糖、高汤……各1/2小匙
　　淡口酱油……1/4小匙
　　黄芥末酱……少许

做法

1. 裙带菜用水洗净后放入热水焯一下，然后切碎。将菠菜放入加了少许盐（额外）的热水中烫熟，然后挤干水，切成 3~4 cm 的长段。将大葱斜切成片。
2. 将 A 搅拌均匀，再加入 1 拌匀。

将西餐略作改变，面包换成米饭！

圣女果火腿煎蛋套餐

6 697 kJ **2 126** kJ　含盐量2.7 g　5 860 kJ **1 854** kJ　含盐量2.6 g

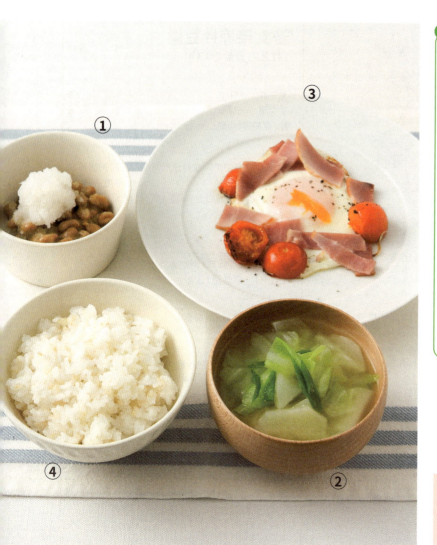

① ③ ② ④

建议

主食 面包一般需要搭配黄油或果酱，因此将其换成米饭，可以减少热量摄入。

主菜 用火腿代替培根，再搭配圣女果。色拉油换成橄榄油，并减少用量。这样既可大幅减少脂肪摄入，又减少油的用量。用烤箱或微波炉制作。

副菜 50 g纳豆的热量是419 kJ，有点高，所以1餐只吃40 g左右，再搭配萝卜泥。

汤 味噌汤中经常加入土豆。但土豆属于糖类，应减少用量。同时增加卷心菜的量。

---

5 860 kJ

糙米饭➡135 g
纳豆萝卜泥➡纳豆减至20 g，酱油减至1/4小匙

糙米饭 (150 g)

1 051 kJ 含盐量0 g

圣女果火腿煎蛋

456 kJ 含盐量0.9 g

食材(1人份)

鸡蛋……1颗
无骨火腿……1片
圣女果……3颗
橄榄油……1/4小匙
盐、黑胡椒……各少许

做法

1. 火腿切成条,圣女果去蒂后对半切。
2. 在平底锅中倒入橄榄油,油热后,放入圣女果。煎一会儿后拿出。
3. 在 2 的平底锅中打入一颗鸡蛋,然后将 2 和火腿放在上面一起煎。等鸡蛋呈半熟状后,撒上盐和黑胡椒。

纳豆萝卜泥

385 kJ 含盐量0.3 g

食材(1人份)

纳豆……40 g
酱油……1/3小匙
萝卜泥……40 g
洋葱(切丁)……少许

做法

1. 将酱油倒入纳豆中,搅拌均匀后,加入洋葱。
2. 装盘,放上萝卜泥。

＊萝卜泥➡可以换成1根秋葵(切碎)、10 g大葱(切碎)、20 g裙带菜等。

卷心菜土豆味噌汤

234 kJ 含盐量1.5 g

食材(1人份)

土豆……20 g
卷心菜……50 g
高汤(小鱼干)……3/4杯
味噌……8 g
大葱(绿色部分,斜切成薄片)……少许

做法

1. 将土豆切成 5 mm 厚的扇形,卷心菜切成条。
2. 将高汤和 1 放入锅中,开火煮至土豆变软。然后放入味噌。
3. 煮沸后关火,加入葱花。

第 3 天·午餐(在外用餐)

在外用餐时,尽量选套餐!

盖饭、炒饭等装在一个盘子里的餐食一般都含有很多糖类、脂肪和盐。因此在外用餐时,请选择包含主菜、副菜、汤在内的套餐。另外,在外吃饭时,米饭一般给得比较多,如果不想过食的话,可以在点菜时就让服务员少盛一点。这次我选的是"蔬菜炒肉套餐"。下面来看一下该如何吃吧。

蔬菜炒肉套餐

3 198 kJ 含盐量6.0 g
(＊按常见菜品设定)

建议

- **主食** 米饭➡量较多,只吃2/3。
- **主菜** 蔬菜炒肉➡主要吃蔬菜,如果肥肉较多,只吃2/3。
- **副菜** 榨菜➡盐分较多,不吃或只吃1/2。
- **汁物** 裙带菜汤➡食材全部吃完,汤喝一半。

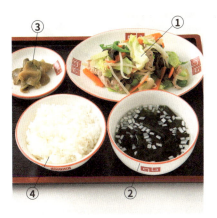

133

用少量橄榄油代替黄油，减少热量摄入

日式煎鲑鱼套餐

6 697 kJ **2 001** kJ　含盐量2.2 g　　5 860 kJ **1 833** kJ　含盐量2.1 g

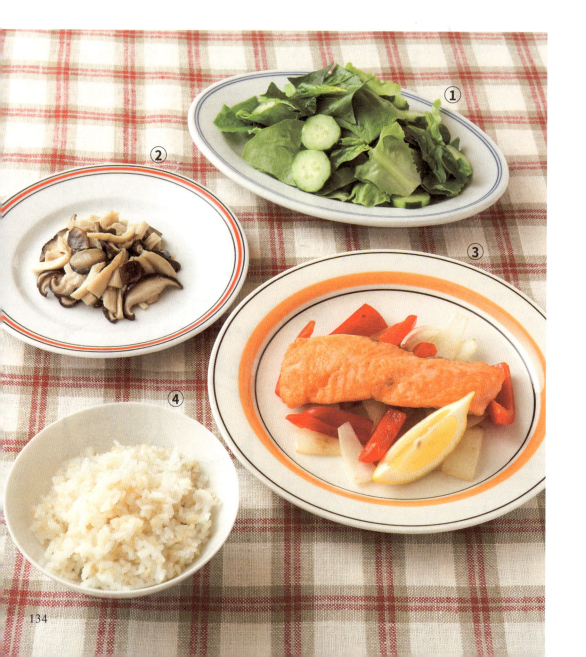

建议

主食 食用糙米饭,补充少许膳食纤维。

主菜 将黄油改成少量橄榄油,可大幅减少脂肪的摄入。用少许酱油调味,比较清淡。最后利用柠檬汁提鲜,就不需要其他调味料了。虽然清淡,但也很美味。

另外,搭配洋葱和彩椒一起食用,可以增加蔬菜摄入量,增加满足感。

副菜 副菜选择看上去分量很多的沙拉和清淡的蒸菌菇。增加膳食纤维,让营养更加均衡。

5 860 kJ 糙米饭➡135 g　日式煎鲑鱼➡鲑鱼减至70 g

糙米饭 (150 g)

1 051 kJ　含盐量0 g

日式煎鲑鱼

686 kJ　含盐量0.9 g

食材(1人份)

鲜鲑鱼……80 g
盐、胡椒、小麦粉……各少许
洋葱……60 g
彩椒……1/2个
橄榄油、酱油……各1/2小匙
柠檬……1/6颗

做法

1. 鲑鱼去皮,撒上盐和胡椒,腌制 4~5 分钟后,擦干,裹上一层薄薄的小麦粉。
2. 将洋葱切成月牙形,彩椒切成条。将橄榄油倒入平底锅中,油热后,加入洋葱和彩椒,翻炒一下,随后盛出。
3. 将 1 放入平底锅中煎,淋上酱油。煎熟后,放在 2 的上方,在旁边放上一块柠檬。

绿色沙拉

142 kJ　含盐量1.0 g

食材(2人份)

菠菜……30 g
沙拉菜……3~4片
黄瓜……1/2根
A｜橄榄油……1/2小匙
　｜柠檬汁……2/3小匙
　｜盐……1/5小匙
　｜胡椒……少许

做法

1. 将菠菜清净,沥去水分。沙拉菜撕成块。将黄瓜去皮后,切成 5 mm 厚的片。
2. 将 A 搅拌均匀,放入 1,拌匀。

酒蒸菌菇

121 kJ　含盐量0.3 g

食材(1人份)

鲜香菇……2个
杏鲍菇……1根
大蒜(切成末)……1/4小匙
A｜盐、胡椒、辣椒粉……各少许
　｜白葡萄酒(或料酒)……1大匙

做法

1. 香菇切成薄片;杏鲍菇先切成两段,再纵向切成条。
2. 将 1 和蒜末放入锅中,开中火煮。然后放入 A,盖上锅盖,焖煮 2~3 分钟。

增加鸡蛋卷的食材，减少油的用量

葱香鸡蛋卷套餐

6 697 kJ **1 704** kJ　含盐量2.7 g　　**5 860 kJ** **1 599** kJ　含盐量2.7 g

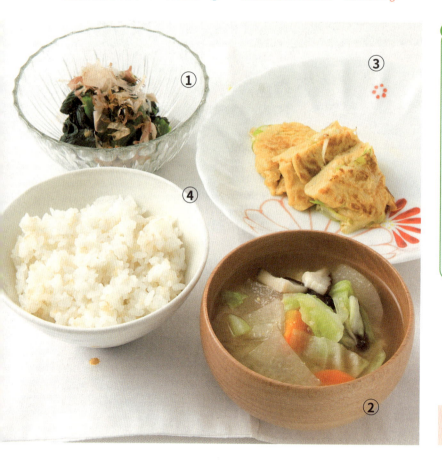

建议

主食 食用糙米饭，补充少许膳食纤维。

主菜 主菜是早餐和便当中常见的鸡蛋卷。在蛋液中加入大量的葱，并减少用油量，不仅可以增加食材的分量，还能大幅减少热量摄入。

副菜 拌菜用酱油调味。忙碌时可以灵活使用各种常见的调味料。热量未满足，可以增加1道纳豆萝卜泥（参考第133页）。

5 860 kJ
糙米饭 ➡ 135 g

葱香鸡蛋卷　402 kJ　含盐量0.6 g

食材（1人份）

鸡蛋……1颗　　　　大葱……5~6 cm
酱油……1/2小匙　　色拉油……1/3小匙

＊大葱 ➡ 可以换成2~3根小葱或1/4个西红柿或20 g金针菇或20 g海苔或20 g羊栖菜（泡发）等。

做法

1. 将鸡蛋打散，用酱油调味。
2. 将大葱斜切成薄片。
3. 将色拉油倒入平底锅，油热后，放入 2，快速翻炒一下。倒入 1，快速铺匀。

糙米饭 (150 g)

1 051 kJ 含盐量0 g

凉拌菠菜

54 kJ 含盐量0.5 g

食材(1人份)

菠菜……40 g

A | 酱油(3倍浓缩)……1小匙
  | 水……1大匙

木鱼花……少许

做法

1. 将菠菜放入加了少许盐（额外）的热水中，烫至颜色变青翠后，放入冷水过一遍。然后挤干水，切成 3 cm 长的段。
2. 将 A 搅拌均匀，然后放入 1 拌匀。装盘，放上木鱼花。

∗菠菜➡可以换成40 g 小松菜或40 g 茼蒿、40 g 王菜等。

什锦味噌汤

197 kJ 含盐量1.6 g

食材(1人份)

萝卜……20 g
胡萝卜……10 g
卷心菜……20 g
洋葱……15 g
鲜香菇……1个
高汤(小鱼干)……3/4杯
味噌……8 g

做法

1. 将萝卜和胡萝卜切成扇形。卷心菜切成块。洋葱和香菇切成薄片。
2. 将高汤和 1 放入锅中煮沸。撇去浮沫后，煮至食材变软。
3. 加入味噌，搅拌使其化开。煮沸后关火。

第4天·午餐 (购买便当)

便利店买饭最好选择菜品丰富的便当！

午餐最好是吃自己做的便当。但是，很多时候，我们不得不购买便当。市面上的便当大多高糖、多油、口味重。我建议大家选择分量小且主食、主菜、副菜都齐全的便当。即便这样，也需要把油炸食品等高热量的菜品及米饭剩下一部分。尤其需要注意的是土豆饼、土豆沙拉、煮南瓜等含有很多糖类的菜品。此外，还要小心过食。下面我就以日式便当为例，来讲解一下具体怎么吃吧。

日式便当

3 462 kJ 含盐量6.0 g
(∗按常见菜品设定)

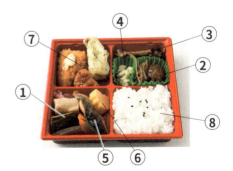

建议

主食 米饭➡量较多，只吃2/3。

主菜 炸鸡、炸鱼、炸竹轮、肉丸➡都是高热量的油炸食品。从4道菜中挑3道。

副菜 酱菜➡日式便当的含盐量大部分都是超标的，所以酱菜不要吃。如果蔬菜不够，可以加一份蔬菜沙拉或不添加食盐的蔬菜汁。蔬菜沙拉最好选择没有酱汁的。

蔬菜不够时，加一份蔬菜沙拉。

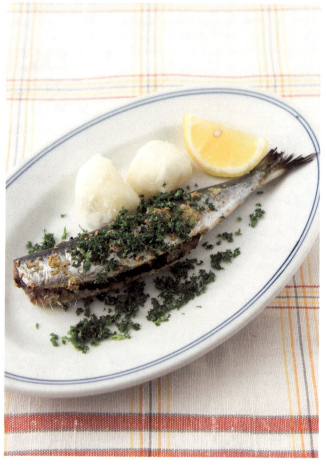

禽畜类和鱼贝类都是优质蛋白的来源。请挑选合适的部位，采用合适的方法烹调。这样减少脂肪摄入量的同时，又能摄取适量蛋白质。

下面介绍的食谱，不仅热量不高，而且都很美味，能让你吃得满足又开心！

鱼贝类

蒜煎沙丁鱼　1013 kJ　含盐量1.7 g

食材（1人份）

沙丁鱼……80 g

A｜大蒜（切成末）……1小匙
　｜盐、黑胡椒（粗磨）……各少许

土豆……60 g

盐、胡椒……各少许

橄榄油……1/4小匙

酱油……1/3小匙

欧芹（切成末）……1大匙

柠檬……1/6颗

＊沙丁鱼➡可以换成秋刀鱼（1/2条）。

做法

1. 将沙丁鱼去除头部和内脏，用水清洗干净。擦干，抹上 A。
2. 用保鲜膜包住土豆，放在微波炉内加热 2 分 30 秒。拿出来后去皮，轻轻撒上盐和胡椒。
3. 将橄榄油浇在 1 上，然后放入烤箱烤至焦黄。拿出来后，立即淋上酱油。
4. 将 3 装盘，撒上欧芹碎，放上 2 和柠檬。

 用大蒜腌制可以去除鱼腥味。尽可能减少调味料，利用柠檬的酸味来提鲜。

煎旗鱼

716 kJ　含盐量1.4 g

食材(1人份)

旗鱼……100 g
盐、黑胡椒(粗磨)……各少许
西红柿……50 g
罗勒(或少许欧芹)……1~2片
A｜柠檬汁……1小匙
　｜橄榄油……1/3小匙
　｜盐、黑胡椒(粗磨)……各少许
橄榄油……少许
芝麻菜的叶尖……1棵的量

＊旗鱼➡可以换成1块鲜鲑鱼(80 g)。

做法

1. 将盐和胡椒撒在旗鱼上，腌制10分钟左右。
2. 将西红柿切碎，罗勒切成丝，放入A拌匀。
3. 将橄榄油倒入平底锅中，油热后，放入擦干的旗鱼，用中火煎至两面金黄。然后转小火，煎熟。
4. 将3装盘，浇上2，再放上芝麻菜。

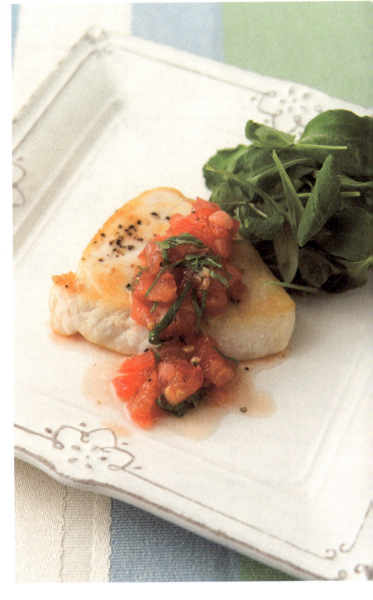

 低热量高蛋白的旗鱼比较清淡，肉质容易变柴。用橄榄油煎可以增加风味。搭配西红柿和柠檬制成的酱汁，酸味适中，健康可口。

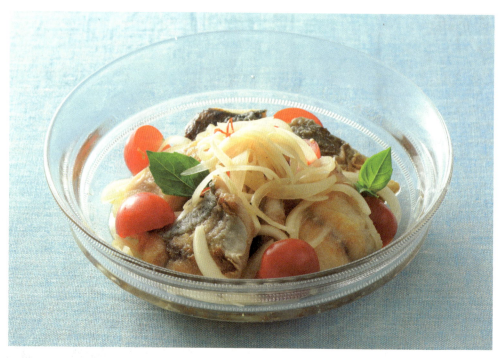

南蛮竹荚鱼　　837 kJ　含盐量1.4 g

食材(1人份)

竹荚鱼……1条

小麦粉……少许

洋葱(切成丝)……30 g

A | 高汤……1/2杯
　 | 醋……1/4杯
　 | 白砂糖……4/3大匙
　 | 盐……2/3小匙
　 | 酱油……2小匙
　 | 红辣椒(切成圈)……1/4根

色拉油……1/2小匙

圣女果……3颗

罗勒……适量

＊竹荚鱼➡可以换成青花鱼、沙丁鱼或鳕鱼等。

做法

1. 将 A 放入锅中,煮沸。加入洋葱丝,静置冷却。

2. 将竹荚鱼去骨,切成 3~4 片。擦干后薄薄地裹一层小麦粉。平底锅中加入色拉油,油热后,将竹荚鱼块并排放入锅中,煎至两面金黄。然后趁热放入 1 中,浸泡 15~20 分钟入味。

3. 将 2 装盘,再配上对半切的圣女果和罗勒。

竹荚鱼没用油炸,而是煎熟后放入南蛮醋中浸泡,这样可以大幅减少热量。刚煎完就立刻趁热腌渍,可以让鱼肉更入味,并减少盐分。

煮鲽鱼
808 kJ　含盐量1.5 g

食材（1人份）
鲽鱼（带鱼子）……100 g
牛蒡……20 g
生姜（切成丝）……2 g
A｜水……1/2杯
　｜料酒……2大匙
　｜酱油……1大匙
　｜白砂糖、味醂……各1小匙
鸭儿芹……少许

做法
1. 将牛蒡削皮，斜切成薄片，过一遍冷水后沥干。
2. 将 1 铺在锅底，倒入 A。开火煮至沸腾，加入生姜和鲽鱼。盖上锅盖，用中小火慢慢炖煮 14~15 分钟。
3. 装盘，用切成 2~3 cm 长的鸭儿芹点缀。

 带骨的鱼块看上去比较大，可以在视觉上增加菜的分量。

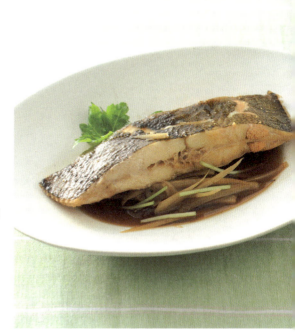

烤鲅鱼
896 kJ　含盐量1.5 g

食材（1人份）
鲅鱼……100 g
盐、黑胡椒（粗磨）……各少许
海白菜（干）……2 g
芦笋……1根
黄油……3 g
A｜料酒……1小匙
　｜酱油……1/2小匙

做法
1. 将盐、胡椒粉撒在鲅鱼上，腌制 4~5 分钟。海白菜清洗干净后放入水中泡发。用削皮器将芦笋去皮后切薄片，放入热水焯一下。
2. 擦干鲅鱼上的水，放入烤箱烤至两面金黄后，装盘。
3. 将黄油放入平底锅，加热化开后，放入海白菜，快速搅拌。再加入 A，快速煮一下。
4. 将 3 浇在 2 上，再放上芦笋。

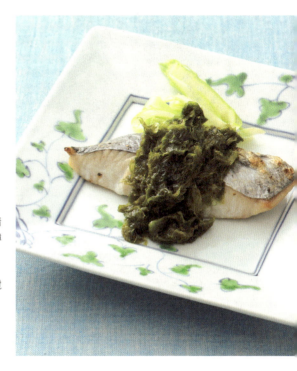

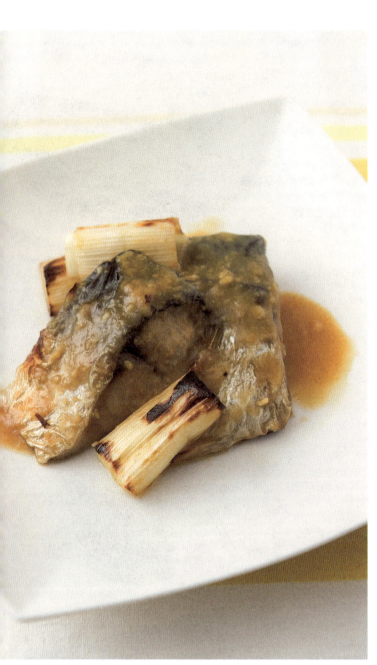

味噌青花鱼

1 005 kJ　含盐量2.6 g

食材（1人份）

青花鱼……80 g

大葱……15 cm

A｜生姜(切薄片)……1片
　｜水……1/4杯
　｜料酒、味噌……各1大匙
　｜红糖(或白砂糖)……1.5小匙
　｜酱油……少许

做法

1. 将青花鱼烤至鱼皮略呈焦黄色。
2. 将大葱切成 3 cm 的长段，和 1 一起烤至有焦色。
3. 将 A 倒入锅中，开火煮沸后，加入 1 和 2，再用中火煮 2~3 分钟。

⚠️ 青花鱼脂肪多，热量偏高，需要控制摄入量。烤至焦黄后再煮，脂肪含量不会过高，也更加美味。

鳕鱼豆腐萝卜泥火锅

590 kJ　含盐量1.2 g

食材(1人份)

鲜鳕鱼……160 g
南豆腐……100 g
大葱……2/3根
金针菇……60 g
茼蒿……120 g
萝卜泥……100 g

A｜ 水……1.5杯
　　海带……3 cm

B｜ 料酒……1大匙
　　盐……1/3小匙
　　酱油……1小匙

做法

1. 每块鳕鱼切成 2~3 小块，豆腐切成适口大小的块状。大葱斜切。金针菇去除根部后，一切为二。茼蒿切成 3 等份。

2. 将 A 放入锅中，开中火煮至海带浮起来后，取出。然后加入 B 调味。

3. 将萝卜泥和 1 都放入 2，煮熟即食。

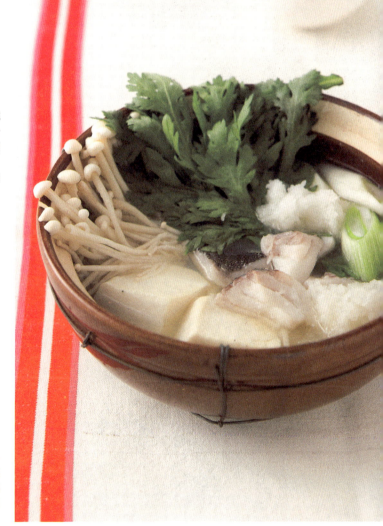

❗ 将萝卜泥放入汤汁中，可以让汤汁变得甘甜，还能恰到好处地去除鳕鱼的脂肪，让口感更加清淡。蔬菜加热后会缩小，这样一碗可以吃到很多蔬菜。

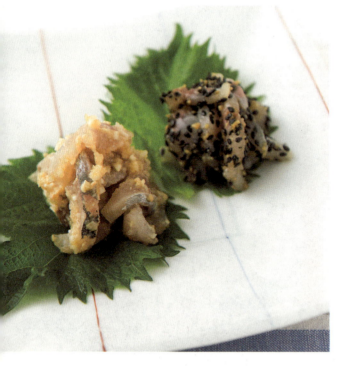

香拌竹筴鱼

481 kJ　含盐量0.6 g

食材(1人份)

竹筴鱼(刺身用)……80 g

A | 黑芝麻(用手指捏碎)……1/2小匙
　 | 生姜(切成末)……1/4小匙
　 | 酱油……1/4小匙

B | 大葱(切成末)……1大匙
　 | 味噌……1/3小匙

绿紫苏……2片

做法

1. 将竹筴鱼切成条，平分成 2 份。
2. 将 A 和 B 分别搅拌均匀，放入 1 拌匀，再放在绿紫苏上面。

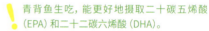 青背鱼生吃，能更好地摄取二十碳五烯酸(EPA) 和二十二碳六烯酸 (DHA)。

柚子醋蒜泥鲣鱼

481 kJ　含盐量0.5 g

食材(1人份)

鲣鱼(刺身用)……80 g

A | 白洋葱(切成丝)……20 g
　 | 紫洋葱(切成丝)……20 g

B | 洋葱(泥)……5 g
　 | 蒜泥……3 g

柚子醋酱油……1小匙

小葱(切成葱花)……1根

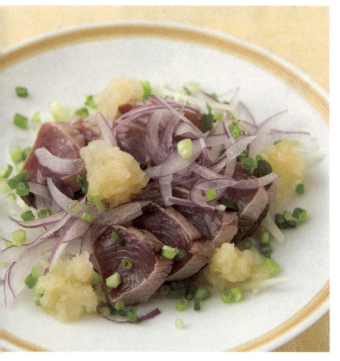

做法

1. 将鲣鱼放入热水煮至表面变白后，迅速捞出，放入冰水。然后切成 3~5 mm 厚的鱼块。
2. 将 A 过一遍清水，沥干。
3. 将鲣鱼装盘，撒上 2 和葱花。将 B 搅拌均匀后，放到鲣鱼上。最后再淋上柚子醋酱油。

青青 将刺身用的鲣鱼过一遍热水，再用冰水冷却后，肉会变得更加紧实可口。

蛤蜊蒸白菜

285 kJ　含盐量2.7 g

食材（1人份）

蛤蜊（带壳、吐完沙）……300 g
大白菜……80 g
金针菇……60 g
A｜水……6大匙
　｜料酒……1.5小匙

＊大白菜➡可以换成80 g卷心菜

做法

1. 揉搓蛤蜊，将壳清洗干净。将大白菜切成适口大小。将金针菇去掉根部后，对半切。
2. 将 1 放入锅中，淋上 A。盖上锅盖，用中小火焖煮 3~4 分钟。等蛤蜊都开口，大白菜变软后，就完成了。

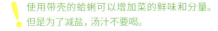

使用带壳的蛤蜊可以增加菜的鲜味和分量。但是为了减盐，汤汁不要喝。

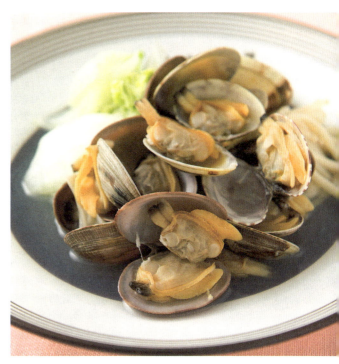

芦笋炒虾

758 kJ　含盐量1.1 g

食材（1人份）

虾（去头）……120 g
蟹味菇……40 g
芦笋……60 g
大蒜（切成末）……1/4小匙
橄榄油……1小匙
A｜料酒……1小匙
　｜盐、胡椒粉……各少许

＊虾➡可以换成100 g扇贝柱或100 g鱿鱼

做法

1. 将虾去壳、去虾线，切成两段。将蟹味菇去根，芦笋斜切成段。
2. 将橄榄油和蒜末放入平底锅中，开小火炒至散发香味，放入 1，翻炒。等虾变色后，加入 A 调味。

使用橄榄油，风味会更好，味道淡一点也没关系！

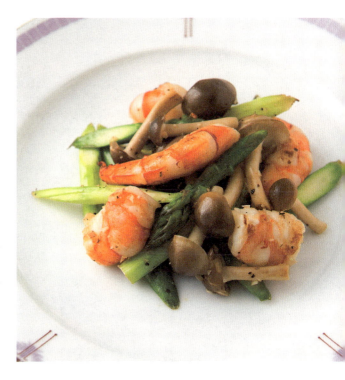

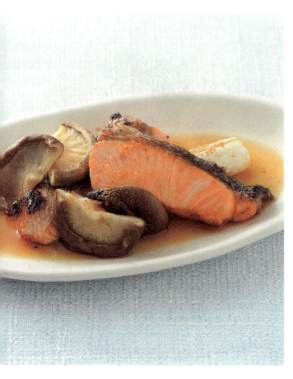

柚子醋烤鲑鱼

565 kJ　含盐量0.5 g

食材（1人份）

鲜鲑鱼……80 g
鲜香菇……1个
大葱……3 cm
芝麻油……1/2小匙
柚子醋酱油……2小匙
辣椒粉……少许

做法

1. 将鲑鱼切成 2~3 小块。将香菇去蒂，切成两半。
2. 将 1 和大葱裹上芝麻油后，烤至焦黄。
3. 烤完趁热淋上柚子醋酱油，静置 10 分钟左右，装盘，撒上辣椒粉。

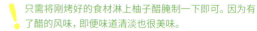 只需将刚烤好的食材淋上柚子醋腌制一下即可。因为有了醋的风味，即便味道清淡也很美味。

咸鲑鱼拌萝卜泥

393 kJ　含盐量0.7 g

食材（1人份）

咸鲑鱼……40 g
黄瓜……1/2根
萝卜泥……40 g

＊咸鲑鱼➡可以换成竹笋鱼干。

做法

1. 将鲑鱼烤至焦黄。等余热散去后，将鱼肉捣碎。
2. 将黄瓜切丁，和萝卜泥混合拌匀。
3. 将 1 和 2 搅拌均匀。

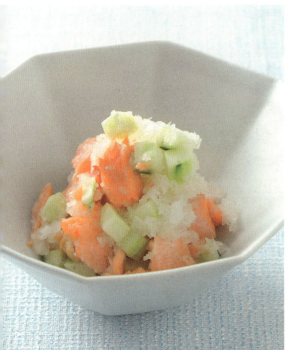

咸鲑鱼或鱼干盐分较多，因此要减少用量，并搭配萝卜泥食用。

酱烤旗鱼

456 kJ　含盐量1.2 g

食材（1人份）

旗鱼……70 g

A｜酱油……1小匙
　｜料酒……1/2小匙
　｜豆瓣酱……1/3小匙

尖椒……3根

做法

1. 将 A 搅拌均匀后抹在旗鱼上，腌制 15 分钟左右。
2. 在尖椒上竖着划一刀。
3. 将 1 和 2 放入烤箱或空气炸锅烤至焦黄。

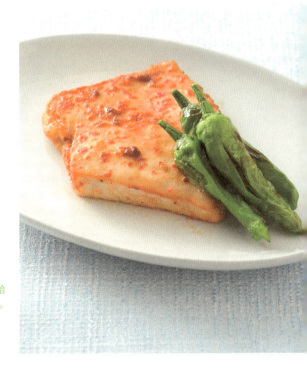

 旗鱼是很好的食材，但肉质容易柴。腌制后再烤，可以给原本清淡的鱼肉增添风味。也可用鲑鱼、青花鱼等替代。

青花鱼煮卷心菜

481 kJ　含盐量1.7 g

食材（1人份）

水煮青花鱼（罐头）……45 g
卷心菜……30 g

A｜酱油……1.5小匙
　｜味醂……2/3小匙

萝卜泥……20 g
小葱（切成葱花）……10 g

做法

1. 将卷心菜切成块，放入锅中。再放入青花鱼和 1 大匙罐头里的汤汁、1/3 杯水，开火煮。
2. 等 1 煮沸后，加入 A，继续煮至卷心菜变软。
3. 装盘，将萝卜泥放在青花鱼上，最后撒上葱花。

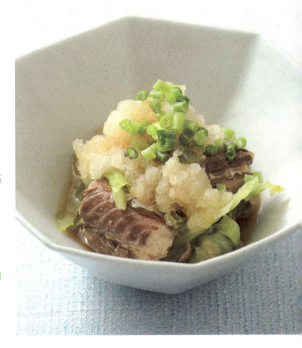

 使用罐头装的青花鱼或鲑鱼等，可以轻松摄取 EPA 和 DHA。

禽畜类

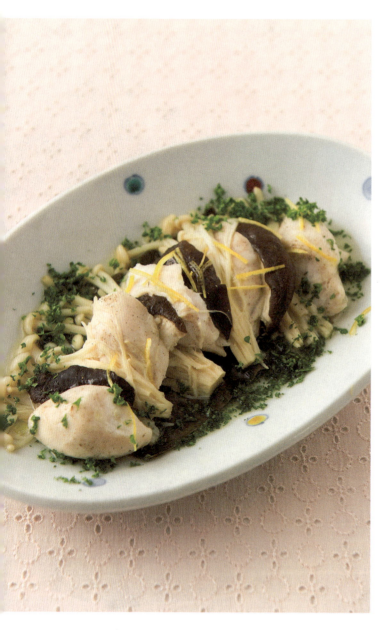

柠檬香蒸鸡里脊

527 kJ　含盐量0.5 g

食材(1人份)

鸡里脊肉……90 g
金针菇……30 g
鲜香菇(大)……1个
海带(切成片)……3 cm

A｜柠檬汁、料酒……各1小匙
　　橄榄油、酱油……各1/3小匙
　　盐、胡椒粉、柠檬皮(切成丝)……各少许

欧芹(切成末)……2小匙

＊鸡里脊肉➡可以换成80 g鸡胸肉(去皮)。

做法

1. 将鸡里脊肉斜切成适口大小的片状,金针菇去掉根部,香菇切成片。
2. 将海带铺在耐热容器内,交叉地放上里脊肉、金针菇和香菇,浇上 A。然后盖上保鲜膜,放在微波炉中加热 3 分钟左右。
3. 最后撒上欧芹碎。

 用微波炉蒸菜非常简单。浇上料酒和橄榄油后再加热,原本容易变柴的鸡里脊肉也会变得很嫩。

香酥鸡肉

653 kJ　含盐量0.7 g

食材(1人份)

鸡胸肉(去皮)……70 g

A｜大蒜(末)……1/4小匙
　｜盐、黑胡椒粉……各少许

小麦粉……少许

橄榄油……2小匙

混合沙拉菜……15 g

做法

1. 用保鲜膜裹住鸡肉，用手心将其拍打成薄片。放入 A，揉搓均匀。

2. 将 1 薄薄地裹上一层小麦粉。在平底锅中倒入橄榄油，加热。油热后放入鸡肉，中火煎至表面焦黄，并有香味溢出。

3. 将鸡肉切成适口大小后装盘。再配上混合沙拉菜。

! 油炸食品的热量往往较高，因此使用去皮的鸡胸肉，并减少油量可以减少脂肪摄入，而且还能煎得酥脆香嫩，令人回味无穷。

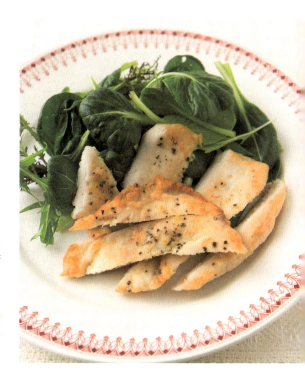

鸡翅根浓汤

921 kJ　含盐量1.6 g

食材(1人份)

鸡翅根……70 g	A｜水、泡香菇的水……2杯
干香菇……2个	｜海带(切成片)……3 cm
白萝卜、胡萝卜……各50 g	盐……1/5小匙
牛蒡……30 g	胡椒粉……少许

＊牛蒡➡可以换成50 g 莲藕或50 g 洋葱。

做法

1. 将干香菇用水泡发，去除根蒂，白萝卜和胡萝卜切成稍大的块，牛蒡切成两段。

2. 将 A、鸡肉和 1 放入锅中，开大火煮至沸腾，撇去浮沫。然后转小火继续煮 15~20 分钟。

3. 煮至蔬菜变软后，加入盐和胡椒粉调味。

! 用文火慢炖，将骨头和肉的鲜味煮出来后，即便只加少量调味料，味道也会很浓郁。

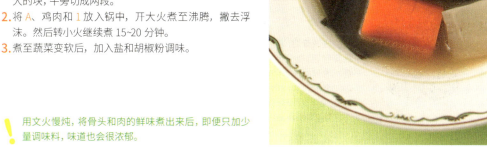

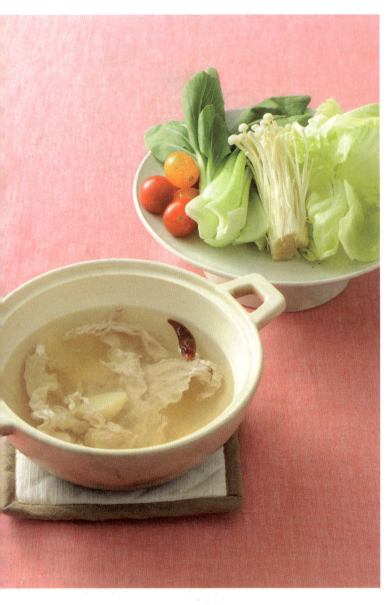

猪肉蔬菜涮锅

724 kJ 含盐量1.9 g

食材(1人份)

猪腿肉片(薄切)……70 g
上海青……1棵
圆生菜……2片
卷心菜……1片
金针菇……50 g
圣女果(红、黄)……5颗
A 大蒜(压碎)……1瓣
　 红辣椒(去籽)……1根
B 浓汤宝……1块
　 水……4杯
　 料酒……1大匙
　 盐……1/2小匙

＊上海青➡可以换成菠菜、小松菜。
　圆生菜➡可以换成大白菜或生菜。

做法

1. 将上海青一片一片掰开,圆生菜和卷心菜手撕成大块,圣女果去蒂,金针菇去除根部。

2. 将A和B放入厚一点的锅(或砂锅)中,开火煮至轻微沸腾。调整火力,使汤料一直处于这种状态。

3. 将猪肉和1放入2中,快速涮一下后吃。

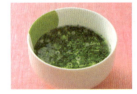

汤的味道偏浓,但用来涮蔬菜则正好。不过,请不要把汤喝掉。想喝的话可以加清水冲淡,再加入大量葱、姜、蒜来调味,喝汤一定要控制量。

涮锅不仅热量低,营养也均衡。而且,涮锅需要花时间慢慢吃,因此能抑制血糖飙升,还能收获满足感。

炸肉片卷

1 055 kJ　含盐量1.4 g

食材（1人份）

猪腿肉片（薄切）…80 g
盐、胡椒粉……各少许
鲜香菇……3个
芥末籽酱……1大匙
小麦粉、鸡蛋液、面包糠（细）
　　　　　……各适量
植物油……适量
卷心菜……1片
圣女果（红、黄）……2颗
柠檬（切成半月形）……1块

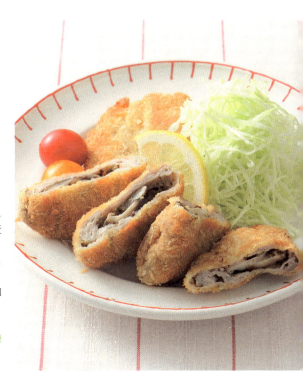

做法

1. 将盐和胡椒粉撒在猪肉上，并在另一面涂芥末籽酱。将香菇切成薄片，放在肉片上，对折。依次裹上小麦粉、鸡蛋液和面包糠。
2. 在平底锅中倒入 3~4 cm 深的植物油，加热至170℃后，将1放入其中炸至酥脆。
3. 沥干油后，切成适口大小，装盘。再放入卷心菜丝和圣女果、柠檬。

! 选择什么样的面包糠很重要。相比粗面包糠，细面包糠吸油率更低，可以减少热量。

牛肉炒西蓝花

1 176 kJ　含盐量1.3 g

食材（1人份）

牛腿肉片（薄切）……70 g

A｜料酒、马铃薯淀粉
　　……各1小匙
　｜酱油……1/3小匙
　｜胡椒粉……少许
西蓝花……80 g
竹笋……40 g

色拉油……1/2小匙

B｜大葱（切成末）……少许
　｜生姜（切成片）……少许
C｜水……3大匙
　｜蚝油、酱油……各1小匙
　｜白砂糖……1/2小匙
　｜盐、胡椒粉……各少许

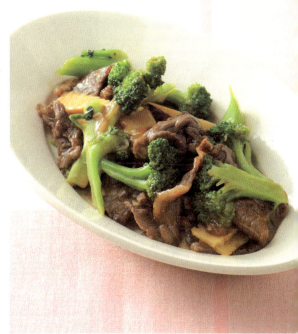

做法

1. 将牛肉切成 3~4 cm 宽，加入 A 调味，揉搓均匀。将西蓝花切成小朵，放入热水中快速焯水，竹笋竖着切成片状。
2. 在平底锅中倒入色拉油，放入 B 炒出香味后，依次放入竹笋、牛肉和西蓝花，翻炒均匀。
3. 等所有食材都炒熟后，加入 C 调味。

! 加少许蚝油调味，可以让菜更加可口。

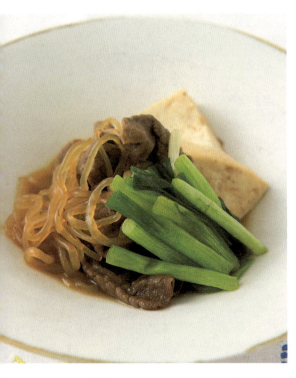

牛肉豆腐寿喜烧

925 kJ　含盐量1.0 g

食材（1人份）

牛腿肉片（薄切）……60 g	A　水……1/4杯
北豆腐……1/4块	料酒……2小匙
魔芋丝……40 g	糖、酱油、味醂
小葱……2根	……各1小匙
色拉油……1/3小匙	

做法

1. 将豆腐切块，魔芋丝切成适口长度，小葱切成 4~5 cm 长段。
2. 在锅中倒入色拉油，油热后，放入牛肉，用中火快速翻炒。然后放入 A、豆腐和魔芋丝，继续用中火煮。最后放入葱段，稍煮一下。

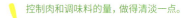 控制肉和调味料的量，做得清淡一点。

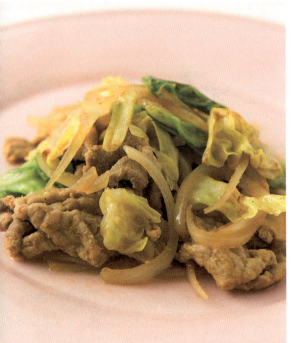

咖喱猪肉炒卷心菜

611 kJ　含盐量0.5 g

食材（1人份）

猪腿肉片（薄切）……70 g	卷心菜……60 g
A　水……2大匙	洋葱……30 g
料酒……2小匙	色拉油……1/2小匙
酱油、生姜汁	
……各1/2小匙	
咖喱粉……1/5小匙	

做法

1. 将猪肉切成 3 cm 长，然后放入 A，腌制入味。
2. 将卷心菜切成适口小块，洋葱切成丝。
3. 在平底锅中倒入色拉油，油热后，放入 1 翻炒。等肉变色后，加入 2，再翻炒一下。

加入了生姜汁和咖喱后，可以大幅减少调味料的用量。和蔬菜一起炒，可以在视觉上增加菜的分量。

猪肉卷蔬菜

582 kJ　含盐量1.2 g

食材（1人份）

猪腿肉片（薄切）……60 g
盐、胡椒粉……各少许
芦笋……3根
彩椒（红）……20 g
色拉油……1/3小匙

A｜料酒……1小匙
　｜味醂……1/2小匙
　｜味噌……2/3小匙

＊芦笋➡可以换成6根豆角。

做法

1. 将芦笋切成两半，彩椒切成细条，放在耐热容器上，盖上保鲜膜，放入微波炉加热1分钟。

2. 将猪肉展开，撒上盐和胡椒粉。将1分成3等份，放在肉片上卷起来。

3. 在平底锅中倒入色拉油，油热后，并排放入2。放的时候，注意将封口放在下方，然后用中火煎至所有面都焦黄。

4. 将A混合，倒入锅中，快速让所有食材都裹上料汁。最后切成适口大小，装盘。

由于很多蔬菜卷在肉里，可以让这道菜的分量看上去多一点。肉表面裹上料汁再煎，有助于减盐。

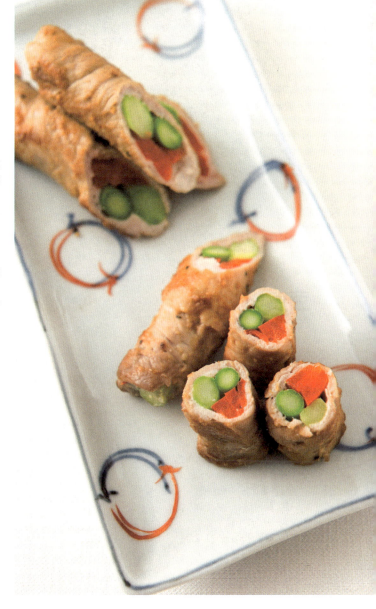

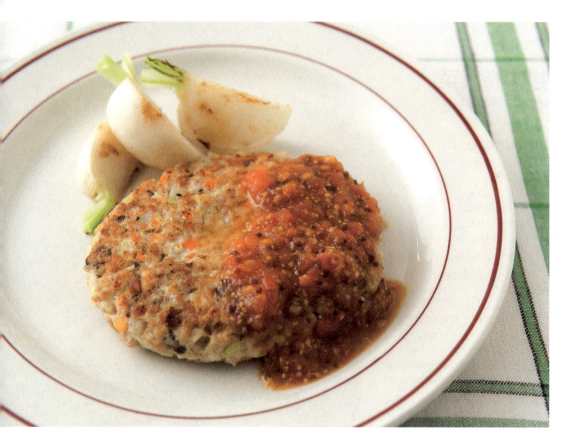

豆腐肉饼

766 kJ　含盐量1.4 g

食材（1人份）

鸡肉(切成末)……40 g

北豆腐……50 g

A ｜ 莲藕……30 g
　　胡萝卜……20 g
　　鲜香菇……1个

B ｜ 大葱(切成末)……10 g
　　生姜(切成末)……1/4小匙
　　酱油……1/3小匙
　　马铃薯淀粉……1小匙
　　盐、胡椒粉……各少许

色拉油……1/2小匙

芜菁(切成月牙形)……1/2个

C ｜ 西红柿(切碎)……30 g
　　水……1大匙
　　芥末籽酱、蚝油……各1/2小匙

做法

1. 将豆腐放在耐热容器上，放入微波炉加热1分钟后，再拿出沥去水分。

2. 将A都切成末。

3. 将肉末、1、2、B放入大碗，搅拌均匀后，捏成椭圆形。

4. 在平底锅中倒入色拉油，油热后，放入3，用中小火煎至两面焦黄。同时，将芜菁放入锅中煎熟。肉饼煎熟后，取出装盘。

5. 在4的平底锅中放入C，轻轻搅拌均匀后，浇在4的肉饼上。

肉末的脂肪含量较高，可以通过加入豆腐和蔬菜来减少肉末用量。酱汁以西红柿为主，味道比较清淡，有助于减少热量和盐分。

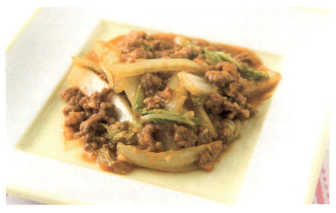

白菜炒肉

703 kJ　含盐量1.8 g

食材（1人份）

瘦猪肉（切成末）……40 g

大白菜……100 g

A	大蒜（切成末）……1/4小匙
	生姜（切成末）……1/4小匙
	葱（切成末）……2大匙

芝麻油……1/2小匙

B	水……3大匙
	味噌、料酒……各1/2大匙
	白砂糖……1/3小匙
	酱油……1/3大匙
	豆瓣酱……1/4小匙

C	水……1/2小匙
	马铃薯淀粉……1/3小匙

＊大白菜➡可以换成100 g卷心菜

做法

1. 将大白菜的菜梗竖着切成 3 cm 的长条，叶子切成适口大小。

2. 在平底锅中倒入芝麻油，放入 A，小火炒出香味后，放入肉末，翻炒。等肉变色后，再加入大白菜，翻炒均匀。

3. 倒入 B 调味，再用 C 勾芡。

!　肉末的量控制在 1 个人 30~40 g，大白菜可以多放点。大白菜口感爽脆，还能增加整体的菜量。

鸡肉末炒牛蒡

607 kJ　含盐量1.1 g

食材（1人份）

鸡肉（切成末）……30 g

牛蒡……80 g

豆角……3根

红辣椒（切成圈）……少许

色拉油……1/2小匙

A	高汤……1杯
	白砂糖、酱油……各1小匙

做法

1. 将牛蒡刮去皮，切成 3~4 cm 的长段，然后分成 4 等份，过一遍冷水。将豆角用水煮熟后切成 3 cm 长段。

2. 在平底锅中倒入色拉油，油热后，放入肉末、牛蒡、辣椒，翻炒。然后加入 A，用中火煮至牛蒡变软。装盘，放上豆角。

!　炒牛蒡加了肉末后，就成了一道主菜。有嚼劲，容易产生满足感。

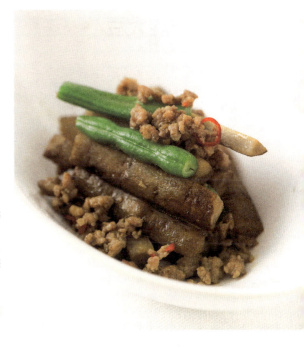

大豆、豆制品

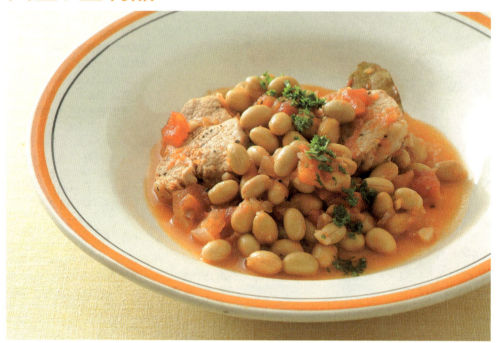

西红柿炖大豆

837 kJ　含盐量1.4 g

食材（1人份）

大豆（水煮罐头）……70 g
猪里脊肉……40 g
盐、胡椒粉……各少许
洋葱（切成末）……1/6个
大蒜（切成末）……1/3瓣
A｜西红柿（罐头）……4大匙
　｜水……1杯
　｜浓汤宝……1/3块
　｜月桂叶……1片
盐、黑胡椒（粗磨）……各少许
橄榄油……1/2小匙
欧芹（切成末）……少许

做法

1. 将猪肉切成适口大小，撒上盐和胡椒粉调味。
2. 在锅中倒入橄榄油，放入洋葱和蒜末，炒出香味后，放入1，继续翻炒。
3. 等肉变色后，加入 A 和大豆，用中小火煮 15 分钟左右。
4. 肉煮软后，加入盐和黑胡椒调味。最后装盘，撒欧芹碎。

 直接使用大豆的水煮罐头可省去泡发的时间，让烹调变得更简单。

菌菇汁煎豆腐

636 kJ　含盐量1.0 g

食材(1人份)

北豆腐……120 g
A｜酱油……1/2小匙
　｜胡椒粉……少许
蟹味菇……50 g
竹笋……40 g
鲜香菇……3个
色拉油……少许

B｜大蒜(切成末)……1/2瓣
　｜大葱(斜切成片)……5 cm
黄油……1/2小匙
C｜白葡萄酒……1大匙
　｜黑胡椒(粗磨)、盐……少许
芝麻菜……10 g

做法

1. 将 A 撒在豆腐上,调味。将蟹味菇一朵一朵分开,香菇切成薄片。
2. 在平底锅中倒入色拉油,油热后放入豆腐,煎至两面金黄,盛出装盘。
3. 将黄油放入平底锅中,加热化开后,放入 B,炒出香味。然后放入菌菇,翻炒一下。用 C 调味后,浇到 2 上,再放上芝麻菜。

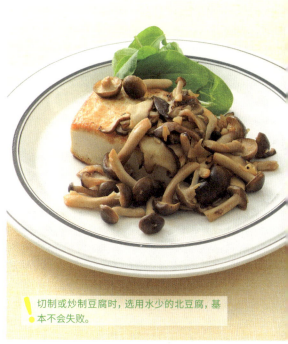

! 切制或炒制豆腐时,选用水少的北豆腐,基本不会失败。

豆腐芡汁盖浇菜

636 kJ　含盐量1.8 g

食材(1人份)

内酯豆腐……50 g
蟹肉(罐头)……30 g
圆生菜……50 g
上海青……1棵
A｜大葱(切成末)……15 g
　｜生姜(切成末)……1 g

芝麻油……2/3小匙
B｜鸡精……1/3小匙
　｜水……1/3杯
　｜料酒……1小匙
马铃薯淀粉……1/2小匙

做法

1. 将豆腐压碎,蟹肉弄散,去除软骨,圆生菜切成块,上海青一片一片掰下来,竖着切成 2 等份或 3 等份。
2. 在锅中加水,煮沸后,加入少许色拉油(额外),再将上海青和圆生菜放进去快速焯一下。
3. 在平底锅中倒入芝麻油。油热后,放入 A,炒出香味。然后放入蟹肉和豆腐,快速翻炒一下。加入 B,搅拌均匀后,再加入用双倍的水溶解的马铃薯淀粉,勾芡。
4. 趁 2 还热,浇上 3。

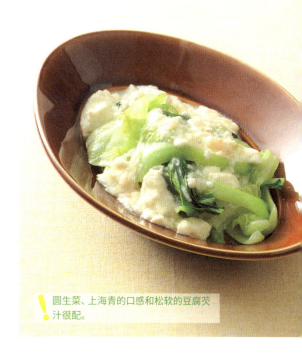

! 圆生菜、上海青的口感和松软的豆腐芡汁很配。

鸡蛋

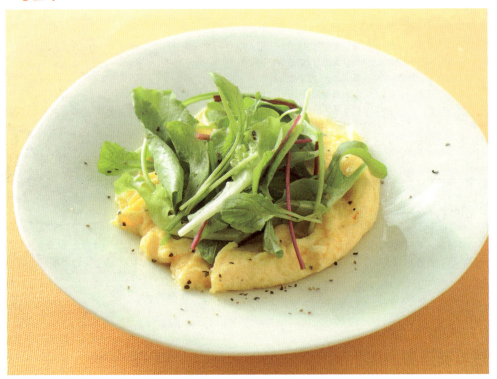

蔬菜欧姆蛋

347 kJ　含盐量0.6 g

食材(1人份)

鸡蛋……1颗

牛奶……1小匙

盐、胡椒粉(粗磨)……各适量

黄油……2 g

沙拉菜……30 g

＊沙拉菜➡可以换成芝麻菜或圣女果

做法

1. 将鸡蛋打散，放入少许牛奶、盐、胡椒粉，搅拌均匀。
2. 将黄油放入小号平底锅中，加热化开。然后倒入 1，快速搅动，煎成圆形。煎至半熟后，关火。
3. 装盘，放上沙拉菜，撒上少许盐和胡椒粉。

 鸡蛋煎至黏稠的半熟状，上面放叶菜，不仅可以装点颜色，还能增加菜的分量。

菠菜窝蛋

448 kJ　含盐量1.1 g

食材(1人份)
鸡蛋……1颗
菠菜……50 g
无骨火腿……1片
盐、胡椒粉……少许

做法
1. 将菠菜烫至颜色变青翠后，切成 3~4 cm 的长段，挤干水分。
2. 在 1 中加入盐、胡椒粉和切成细条的火腿，搅拌均匀。
3. 将 2 放入耐热容器中，中间留出一个凹陷，打一个鸡蛋进去。用牙签在蛋黄上戳 2~3 个洞，盖上保鲜膜，放入微波炉加热 1 分 10 秒。

这道菜不用油，放在微波炉里加热即可，简单又健康。加热前，请一定要用牙签戳破蛋黄。

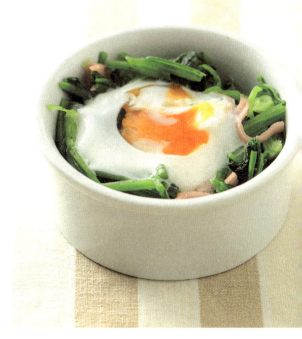

溏心蛋芦笋

347 kJ　含盐量1.2 g

食材(1人份)
鸡蛋……1颗
芦笋……2根
蘸面酱油(3倍浓缩)……2小匙

＊芦笋➡可以换成四季豆、荷兰豆、西蓝花等。

做法
1. 在小锅中加水，煮沸后，放入鸡蛋，煮 8 分钟，等冷却后再剥壳。
2. 将芦笋根部硬的部分切掉，再切成两段，放入水中煮熟。
3. 将 2 装盘，放上 1，并浇上蘸面酱油。用鸡蛋的溏心代替酱汁食用。

用半熟鸡蛋的溏心代替酱汁食用，不仅美味，还能减盐。

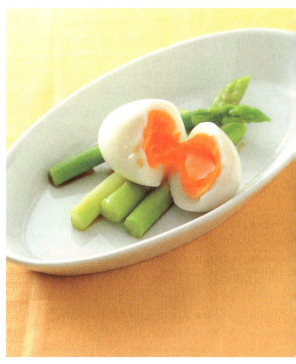

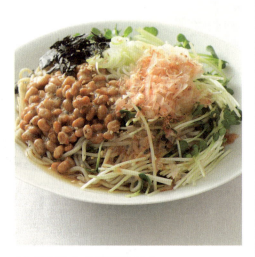

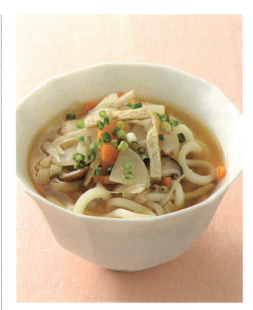

纳豆萝卜泥荞麦面

1 720 kJ　含盐量2.5 g

食材(1人份)

荞麦面……190~200 g

A　纳豆……100 g
　　萝卜苗(4~5 cm长)……30 g
　　萝卜泥……40 g
　　大葱(切成葱花)……10 g
　　木鱼花、海苔丝、白芝麻……各适量

蘸面酱油……3/4杯

做法

1. 将荞麦面用清水清洗干净后，沥干水。
2. 将 1 和 A 放入碗中，浇上蘸面酱油。

 使用了纳豆和多种蔬菜，营养价值很高。

什锦乌冬面

1 365 kJ　含盐量1.6 g

食材(1人份)

乌冬面……200 g
白萝卜……50 g
胡萝卜……30 g
牛蒡……30 g
鲜香菇……2个
油豆腐……1/2块
高汤……2杯

A　味醂、酱油……各1大匙
　　盐……少许

小葱(切成葱花)……2根

做法

1. 将白萝卜和胡萝卜切成扇形，牛蒡斜切成薄片，香菇切成薄片，油豆腐切成细条。
2. 将高汤、1 放入锅中，开中火，盖上锅盖。煮至蔬菜变软后，放入 A 调味。
3. 将乌冬面过一遍热水后，沥干水，盛入碗中。然后倒入热腾腾的 2，撒上葱花。

 使用了很多根菜，可以摄取充足的膳食纤维。

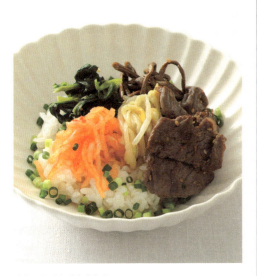

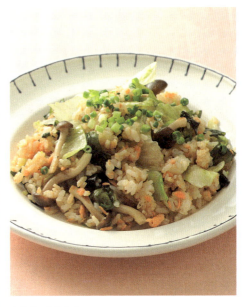

韩式蔬菜拌饭

1 511 kJ　含盐量1.4 g

食材（1人份）

糙米饭……150 g
牛腿肉片（薄切）……20 g
A｜魔芋（切成末）、白芝麻……各1/4小匙
　｜酱油、味醂……各1/2小匙
　｜白砂糖、辣椒粉……各少许
韩式拌菜（市售）……20 g
小葱（切成葱花）……1根

做法

1. 将牛肉放入 A 中，腌制入味，然后烤熟。
2. 将米饭盛到碗中，放上韩式拌菜和1，再撒上葱花。

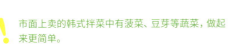 市面上卖的韩式拌菜中有菠菜、豆芽等蔬菜，做起来更简单。

鲑鱼炒饭

1 444 kJ　含盐量1.7 g

食材（1人份）

糙米饭……150 g
鲑鱼片……20 g
蟹味菇……33 g
圆生菜……2片
鲜裙带菜……15 g
色拉油……1小匙
大葱（切碎）……1/4根

A｜料酒……2小匙
　｜酱油……1小匙
　｜盐、胡椒粉……各少许
小葱（切成葱花）……1根

做法

1. 将蟹味菇的根部去掉，一朵一朵分开。圆生菜切成块，裙带菜清洗干净后，切成 2~3 cm 长。
2. 在平底锅中倒入色拉油，油热后，放入大葱末，炒出香味，然后依次放入蟹味菇、米饭、鲑鱼片、裙带菜，翻炒一下。
3. 米饭炒至粒粒分明后，加入 A 调味，关火。然后加入圆生菜，拌匀。最后装盘，撒上小葱化。

 使用冰箱里剩下的各种食材，增加菜的分量。

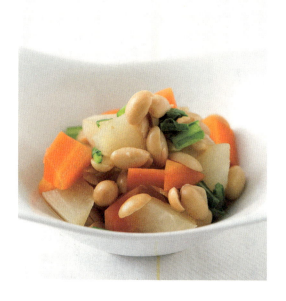

大豆、魔芋、根菜等，味道回味无穷，满足感十足。但是，薯类均属于糖类，不可以多吃，请适量摄取。

大豆、豆制品

加入高汤，清淡美味
大豆炖根菜
272 kJ　含盐量1.2 g

食材（1人份）

大豆（水煮）……25 g
白萝卜……50 g
萝卜叶……20 g
胡萝卜……30 g

A
高汤……3/4杯
白砂糖、酱油……各1/2小匙
盐……少许

做法

1. 将白萝卜和胡萝卜切成小块，萝卜叶放入热水中烫至颜色变得翠绿，然后捞起切成 2~3 cm 的长段。
2. 将 A 放入锅中，搅拌均匀。然后放入白萝卜和胡萝卜，盖上锅盖，开小火煮至蔬菜变软。
3. 放入大豆，继续煮 5 分钟左右。最后装盘，撒上萝卜叶。

营养均衡
豆腐韭菜炒鸡蛋
272 kJ　含盐量0.6 g

食材（2人份）

冻豆腐……1/4块
韭菜……50 g
鸡蛋……1颗

芝麻油……1/3小匙
盐、胡椒粉……各少许
酱油……1/2小匙

做法

1. 用温水将豆腐泡一下，然后挤去水分，切成条。将韭菜切成 3~4 cm 长段。鸡蛋打散。
2. 在平底锅中加入芝麻油，油热后，放入豆腐和韭菜，翻炒一下，再用盐、胡椒粉调味。
3. 倒入鸡蛋液，搅拌一下。然后淋上酱油，再翻炒一下。

用炸豆腐增加鲜味
茄子炖炸豆腐
172 kJ　含盐量0.5 g

食材（2人份）

茄子……1根
炸豆腐……30 g
A｜高汤……3/4杯
　｜味醂……1小匙
　｜酱油……2/3小匙
　｜盐……少许

做法

1. 将茄子去蒂，对半切开。在表皮划上几刀后，切成两段。然后过一遍冷水，去除涩味。
2. 将炸豆腐用热水浇一下，去油。然后切成 3 等份。
3. 将 A 倒入锅中，煮沸后加入 1 和 2，盖上锅盖，用中小火煮 5~6 分钟。

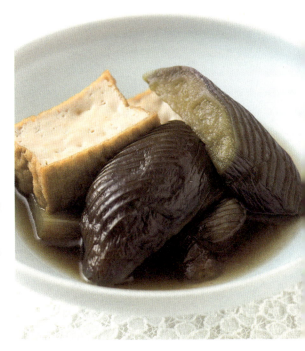

胡萝卜令人回味
胡萝卜拌豆腐
180 kJ　含盐量0.3 g

食材（1人份）

胡萝卜……50 g
内酯豆腐……20 g
A｜白芝麻……1/4小匙
　｜白砂糖、酱油……各1/3小匙

＊胡萝卜➡可以换成50 g菠菜或上海青等绿色蔬菜。

做法

1. 将胡萝卜切成 4 cm 长丝状，放入热水焯一下再快速捞起，沥干水分。
2. 用布挤压豆腐，去除水分。
3. 将 A 放入 2 中，搅拌均匀。再放入 1，拌一下。

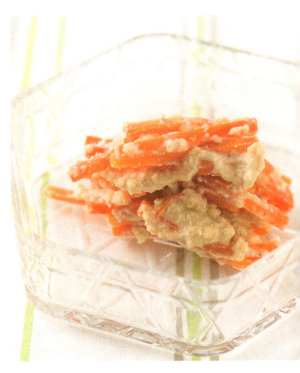

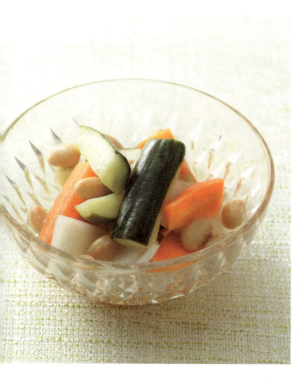

家中常备

大豆蔬菜泡菜

247 kJ　含盐量0.5 g

食材（8人份）＊图片为1人份

大豆(干)……135 g	A｜醋……2杯
洋葱……40 g	｜白砂糖……4大匙
高汤……3/4杯	｜盐……2小匙+2/3小匙
胡萝卜……1根	｜海带……6 cm
黄瓜……1根	｜红辣椒(去籽,切成圈)
白萝卜……80 g	｜　……1/2根
	｜月桂叶……1小片

做法

1. 将洋葱切成 1 cm 宽的月牙形, 胡萝卜和黄瓜切成 5~6 cm 的长条, 白萝卜切成长条状。将这些食材和大豆一起放入容器。
2. 将 A 放入锅中, 煮沸后, 趁热倒入 1 中腌制。

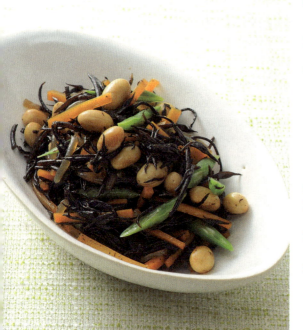

搭配羊栖菜，增加膳食纤维

大豆炖羊栖菜

234 kJ　含盐量0.6 g

食材（2~3人份）

大豆(干)……50 g	A｜高汤……3/4杯
羊栖菜(干)……5 g	｜味醂、酱油……各1小匙
胡萝卜……20 g	｜白砂糖……1/4小匙
魔芋丝……30 g	｜海带……6 cm
色拉油……1小匙	｜盐……少许
	四季豆……适量

做法

1. 将羊栖菜浸在水中泡发, 胡萝卜切成丝, 魔芋丝用热水快速焯一下, 切成 3~4 cm 长的段状。
2. 在锅中倒入色拉油, 油热后, 依次放入魔芋丝、羊栖菜、胡萝卜, 翻炒一下。
3. 等所有食材裹上油之后, 加入 A 和大豆, 炖入味。如果有四季豆的话, 将四季豆放入热水中煮熟后, 斜切成条, 最后放入锅中。

油豆腐的香酥口感令人欲罢不能
油豆腐大葱沙拉
201 kJ　含盐量0.5 g

食材（1人份）

油豆腐……10 g
大葱……5 cm
萝卜苗……5 g
A｜高汤……2小匙
　｜酱油……1/2小匙
　｜黄芥末酱……1/5小匙

做法

1. 将油豆腐放入烤箱烤至酥脆，然后切成细条。
2. 将大葱切成丝，萝卜苗去除根部后，切成两半。将葱丝和萝卜苗都过一遍冷水后，沥干水分，和 1 放在一起，再倒入 A 搅拌均匀。

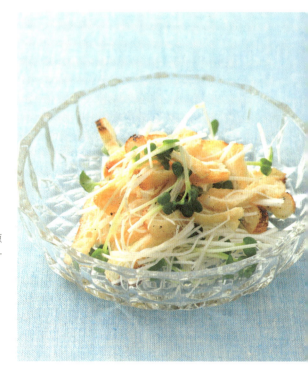

搭配足量的萝卜泥
烤炸豆腐
255 kJ　含盐量0.1 g

食材（1人份）

炸豆腐……30 g
鲜香菇……2个
萝卜泥……3大匙
大葱（切成葱花）……适量
酱油、辣椒粉……各少许

做法

1. 将炸豆腐和香菇放在烤箱中烤一下。然后将炸豆腐切成小块，香菇切成片。
2. 将 1 混合在 起装盘，放上萝卜泥，撒上葱花。最后再淋上酱油，撒上辣椒粉。

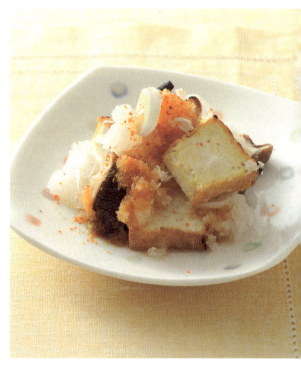

魔芋、根菜、薯类

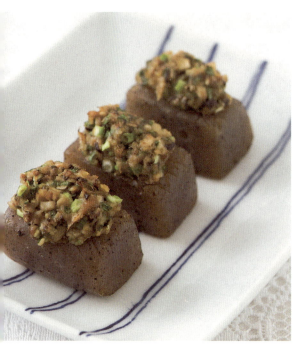

烤出味噌的香味是关键
味噌烤魔芋块

151 kJ　含盐量1.2 g

食材(1人份)

魔芋块……80 g

A｜高汤……1/2杯
　｜酱油……1/2小匙

B｜小葱(切成葱花)……2根
　｜生姜(切成末)……1/4小匙
　｜鲜香菇(切成末)……1个
　｜木鱼花……少许
　｜味噌……1小匙
　｜白砂糖……1/2小匙

做法

1. 将魔芋块切成适口大小，加入 A，文火慢炖。
2. 将 B 搅拌均匀，制成味噌膏。
3. 沥去 1 的汤汁，将 2 放在魔芋块上，放入烤箱烤至味噌呈焦色，并散发香味。

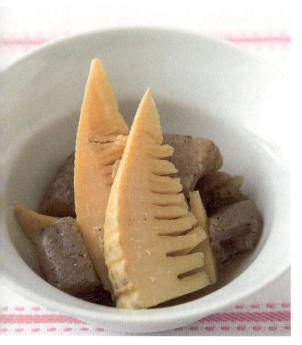

芝麻油风味是亮点
魔芋块炖竹笋

213 kJ　含盐量0.7 g

食材(1人份)

魔芋块……50 g
竹笋……60 g
芝麻油……1/3小匙

A｜高汤……2/3杯
　｜料酒……1小匙
　｜味醂……1/2小匙
　｜酱油……2/3小匙
　｜白砂糖……1/3小匙

做法

1. 将魔芋块撕成适口大小，竹笋竖向切片。
2. 在锅中倒入芝麻油，油热后，放入 1，用中火翻炒。
3. 等所有食材都裹上油后，加入 A，盖上锅盖，中小火炖煮。

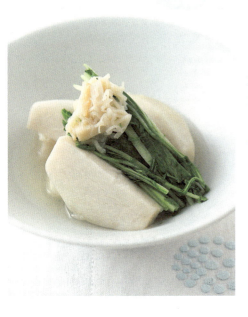

加入扇贝柱的鲜味，即便少盐也很美味

炖芋头

184 kJ　含盐量0.4 g

食材(2人份)

芋头……80 g
京水菜……30 g
扇贝柱(水煮罐头)……20 g
A ｜ 水和罐头汤汁……3/4杯
　｜ 料酒……1小匙
　｜ 酱油、味醂……各1/2小匙
　｜ 盐……少许

做法

1. 将芋头去皮，纵向对半切，用少量盐(额外)揉搓一下后清洗干净，去除黏腻。将京水菜切成4~5 cm长段。
2. 在锅中放入A、芋头和扇贝柱，盖上锅盖，小火炖煮。
3. 等芋头煮软后，加入京水菜，快速煮一下。

＊胡萝卜➡可以换成2个芜菁。

用金枪鱼增加鲜味

莲藕金枪鱼沙拉

251 kJ　含盐量0.2 g

食材(1人份)

莲藕……40 g
金枪鱼(水煮罐头)……20 g
紫洋葱……10 g
A ｜ 蛋黄酱……1/2小匙
　｜ 芥末籽酱……1/4小匙

做法

1. 将莲藕去皮，切成半月形的薄片，紫洋葱切成丝。将莲藕和紫洋葱分别过一遍冷水，莲藕放入热水煮熟。
2. 将A混合在一起，放入沥干水的1和弄散的金枪鱼，搅拌均匀。

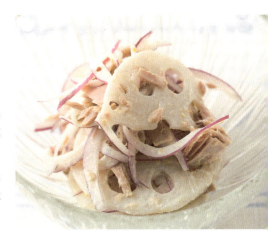

松软热乎的烤山药味道鲜美

蟹味菇焗山药

205 kJ　含盐量0.5 g

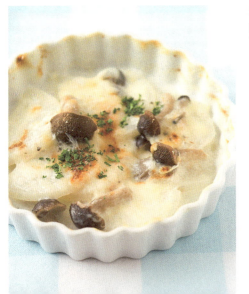

食材(2人份)

山药……60 g
蟹味菇……30 g
欧芹(切成末)……少许
A ｜ 奶酪……10 g
　｜ 低脂牛奶……40 mL
　｜ 盐、黑胡椒粉……各少许

做法

1. 将山药去皮，切成薄片。将蟹味菇去根，一朵一朵分开。
2. 将1和A混合在一起，平铺在耐热容器中，放入烤箱烤10~12分钟。
3. 烤至出现焦色后，拿出来，撒上欧芹碎。

蔬菜 拌菜、热蔬、烤蔬菜等

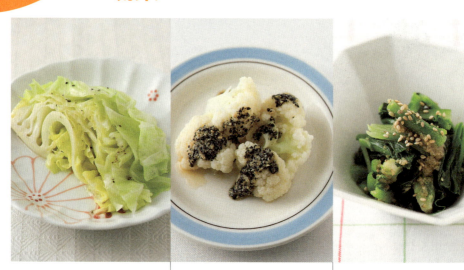

利用酱汁和高汤减盐

清蒸卷心菜

109 kJ　含盐量0.6 g

食材（1人份）

卷心菜……80 g

A | 高汤……1大匙
　 | 芝麻油……1/5小匙
　 | 盐……少许
　 | 黑胡椒（粗磨）……少许

＊卷心菜➡可以换成水煮蔬菜（2个芜菁或50 g莲藕或80 g大白菜）。

做法

1. 用保鲜膜将卷心菜包裹住，放入微波炉加热2分钟。
2. 将A混合在一起，搅拌均匀，浇在1上。

清淡的蔬菜和芝麻味噌很配

芝麻味噌拌花椰菜

100 kJ　含盐量0.4 g

食材（2人份）

花椰菜……50 g

A | 高汤……1大匙
　 | 味噌、黑芝麻……各1小匙
　 | 白砂糖……1/3小匙

＊花椰菜➡可以换成水煮蔬菜（1个芜菁或50 g萝卜、50 g南瓜、80 g卷心菜、50 g豆角）。

做法

1. 将花椰菜切成小朵，放入加了少量醋（额外）的热水中煮至适宜的软硬度。
2. 将A混合在一起，搅拌均匀，浇在1上。

通过芝麻增加风味和醇厚度

小松菜拌芝麻

117 kJ　含盐量0.2 g

食材（1人份）

小松菜……50 g

A | 白芝麻、高汤……各1小匙
　 | 白砂糖……1/5小匙
　 | 酱油……1/4小匙

＊小松菜➡可以换成50 g菠菜或50 g油菜或5~6根水煮豆角。

做法

1. 将小松菜清洗干净，无须沥干水分，用保鲜膜包住，放入微波炉加热1分钟。然后放入冷水，挤干水，切成3~4 cm长的段状。
2. 将A混合在一起，放入1，搅拌均匀。

通过简单的烹饪方法，积极地摄取那些容易摄入不足的蔬菜，以及富含膳食纤维的海藻和菌菇吧。

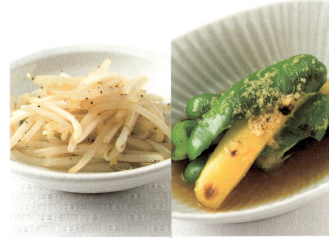

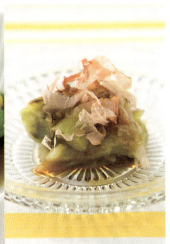

利用蚝油增加鲜味

炒豆芽

100 kJ　含盐量0.8 g

食材(1人份)

豆芽……60 g
芝麻油……1/3小匙
A｜蚝油……1/3小匙
　｜水……1大匙
　｜盐、黑胡椒(粗磨)……各少许

＊豆芽➡可以换成60 g卷心菜或1/2个洋葱。

做法

1. 在平底锅中倒入芝麻油，油热后，放入豆芽，大火爆炒。
2. 等所有食材都裹上油后，加入A调味。

可以吃出青椒的甘甜

烤青椒

84 kJ　含盐量0.3 g

食材(1人份)

青椒……2个
彩椒(黄)……30g
A｜高汤……1大匙
　｜生姜(切成末)……1/4小匙
　｜酱油……1/3小匙

＊青椒➡可以换成1根茄子或10根尖椒、3根芦笋、3根秋葵。

做法

1. 将青椒和彩椒纵向切成2 cm宽条，烤至外皮呈焦色。
2. 将A混合在一起，浇在1上。

简单但美味

烤茄子

88 kJ　含盐量0.3 g

食材(1人份)

茄子……1根
木鱼花……1 g
A｜高汤……1大匙
　｜酱油……1/3小匙

＊茄子➡可以换成1/2个彩椒。

做法

1. 将茄子慢慢烤至皮微微变黑。冷却后，去皮，撕成容易食用的大小。
2. 将A混合在一起，浇在1上，再撒上木鱼花。

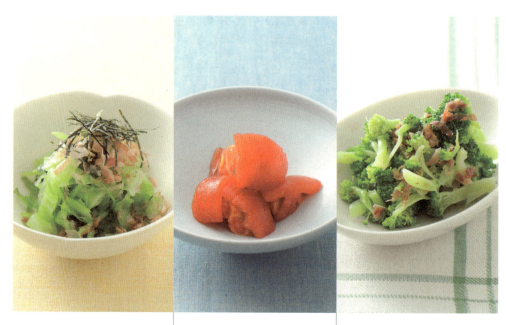

鸭儿芹拌卷心菜

80 kJ　含盐量0 g

食材（1人份）

鸭儿芹……30 g
卷心菜……1片
木鱼花……少许
海苔丝……适量

＊卷心菜➡可以换成水煮蔬菜（2个芜菁或50 g莲藕或80 g大白菜）。

做法

1. 将鸭儿芹和卷心菜放入加了少许盐（额外）的热水中，烫至颜色变翠绿后，捞起放入冷水中。挤去水分后，再将鸭儿芹切成4~5 cm长段状，卷心菜切成长条状，然后混合在一起。
2. 装盘，撒上木鱼花和海苔丝。

姜汁蜂蜜西红柿

109 kJ　含盐量0 g

食材（2人份）

西红柿……1个
蜂蜜……1小匙
姜汁……1/3小匙

做法

1. 将西红柿过一下热水后放入冷水，然后剥皮。
2. 将1切成适口大小，淋上蜂蜜和姜汁，放入冰箱冰镇30分钟以上。

西蓝花拌梅肉

92 kJ　含盐量1.4 g

食材（1人份）

西蓝花……60 g
梅肉……2/3小匙
木鱼花……少许

做法

1. 将西蓝花切成小朵，过一遍冷水后，用保鲜膜包住，放入微波炉加热1分20秒。
2. 将梅肉用1小匙水稀释，然后加入木鱼花和1，搅拌均匀。

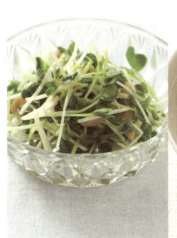
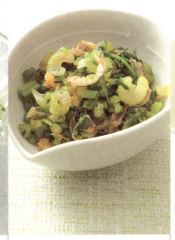
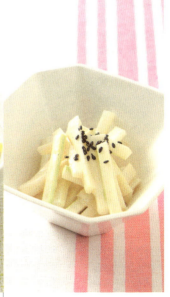

绿豆芽拌榨菜

84 kJ　含盐量0.3 g

食材(1人份)

绿豆芽……30 g

榨菜……10 g

A｜蘸面酱油(3倍浓缩)
　　　　……1/2小匙
　｜醋……1小匙
　｜芝麻油……少许

做法

1. 将绿豆芽去除根部，切成2~3段，榨菜切成丝后放入水中浸泡10分钟左右，稍微去除一点盐分。
2. 将1中食材沥干水分后，混合在一起，加入A拌匀。

芜菁炒西芹叶

142 kJ　含盐量0.5 g

食材(5~6人份) ＊图片为1人份

芜菁(带叶)、西芹叶……300 g

樱花虾……1小匙

芝麻油……1小匙

A｜料酒……3大匙
　｜酱油、味醂……各1大匙
　｜木鱼花……3 g

做法

1. 将芜菁、芜菁叶和西芹叶切碎。
2. 在平底锅中倒入芝麻油，油热后，放入樱花虾，快速翻炒。加入1，继续翻炒。
3. 等菜变软后，加入A，煮至收汁。

芝麻拌西芹

109 kJ　含盐量0.1 g

食材(1人份)

西芹……50 g

A｜白芝麻……1/2小匙
　｜蘸面酱油(3倍浓缩)…1/2小匙
　｜醋……1/2小匙
　｜盐……少许

黑芝麻……少许

做法

1. 西芹去筋，再切成4~5 cm的长条状。
2. 将A混合在一起，放入1，搅拌均匀，撒上芝麻。

蔬菜 沙拉和腌菜

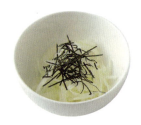

洋葱沙拉

100 kJ　含盐量0.2 g

食材（1人份）和做法

1. 准备 30 g 洋葱，切成丝，过一遍冷水后，沥干水分。
2. 将 1/2 小匙醋、1/3 小匙橄榄油和少许盐混合在一起，放入 1，搅拌均匀。装盘，撒上少许海苔丝。

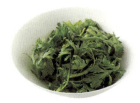

茼蒿沙拉

71 kJ　含盐量0.5 g

食材（1人份）和做法

1. 准备 30 g 茼蒿，摘下嫩叶，清洗干净后，沥干水分。
2. 将 1/5 小匙豆瓣酱、1/4 小匙芝麻油和少许盐混合在一起，放入 1，搅拌均匀。

✳茼蒿➡可以换成30 g京水菜。

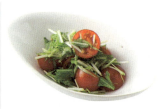

圣女果拌京水菜

92 kJ　含盐量0.3 g

食材（1人份）和做法

1. 准备 4 颗圣女果，对半切。准备 20 g 京水菜，切成 1.5 cm 长段状。
2. 将 1 小匙高汤、1/3 小匙酱油和少许咖喱粉混合在一起，放入 1，搅拌均匀。

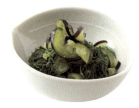

茄子拌紫苏

71 kJ　含盐量0.6 g

食材（1人份）和做法

1. 准备 1/2 杯水，加入 1/2 小匙盐，搅拌均匀。准备1根茄子，切成薄薄的半月形后，放入盐水中浸泡。
2. 准备 3 片绿紫苏，切丝。等茄子变软后，挤去水分，加入紫苏丝，搅拌一下。

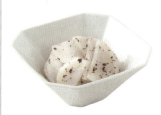

紫苏粉腌芜菁

25 kJ　含盐量0.1 g

食材（1人份）和做法

1. 准备 1 个芜菁，纵向切成两半后，再切成约 2 mm 厚的片状。
2. 在 1 中加入 1/5 小匙紫苏粉，揉搓至芜菁变软。

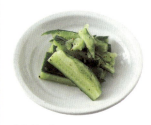

拍黄瓜

100 kJ　含盐量0.6 g

食材（1人份）和做法

1. 准备 1 根黄瓜，切成 5~6 cm 长的段状，再将其竖向切成 4 等份。用木棒或瓶轻轻拍打。
2. 将 1/4 小匙橄榄油、少许盐和黑胡椒（粗磨）混合在一起，放入 1，搅拌均匀。

干货、海藻、菌菇

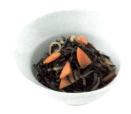

煮羊栖菜

159 kJ　含盐量0.9 g

食材(1人份)和做法

1. 准备 10 g 羊栖菜（干），放在水中泡发。准备 30 g 魔芋丝，切成 3~4 cm 长段。准备 10 g 胡萝卜，切成扇形。
2. 在锅中加入魔芋丝，干煎一会儿，加入羊栖菜、胡萝卜、1/2 杯高汤、1 小匙味醂、1/2 小匙酱油，开小火炖煮。

✳ 羊栖菜➡可以换成10 g干海带。

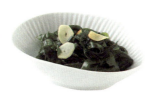

裙带菜炒大蒜

109 kJ　含盐量0.7 g

食材(1人份)和做法

1. 准备 20 g 裙带菜（盐腌），洗干净，放在水里泡发后，切成 4~5 cm 长段状。
2. 在平底锅中加入 1/2 小匙芝麻油和 2~3 片大蒜片，开小火炒至有香味溢出，放入 1，快速炒一下。再用 1/2 小匙酱油调味。

✳ 裙带菜➡可以换成50 g蟹味菇。

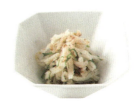

梅子酱拌萝卜干

121 kJ　含盐量0.1 g

食材(1人份)和做法

1. 准备 7 g 萝卜干，放在水中泡发后，挤去水分。准备 2 片绿紫苏，切成丝。
2. 将 1 g 鲣鱼梅干酱（市售）和 1/5 小匙味醂混合在一起，放入 1，搅拌均匀。装盘，撒上少许白芝麻。

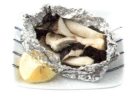

锡纸烤菌菇

88 kJ　含盐量0.4 g

食材(1人份)和做法

1. 准备 1 个大一点的鲜香菇，去蒂。再准备 1 根杏鲍菇。用手将两种菌菇撕成适口大小。
2. 将 1 放在锡纸上，撒上 1 小匙料酒和 1/2 小匙酱油后，包裹起来，放入烤箱烤 8~10 分钟。最后准备 1/8 个柠檬，将柠檬汁淋在菌菇上食用。

✳ 鲜香菇➡可以换成 30 g 蟹味菇或 30 g 金针菇。

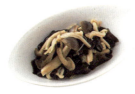

蘸面酱油煮菌菇

113 kJ　含盐量0.3 g

食材(1人份)和做法

1. 准备 5 g 黑木耳（干），放在水里泡发。准备 40 g 金针菇，去掉根部后对半切。准备 40 g 蟹味菇，将其分散开来。
2. 在锅中加入 1 和 1/2 大匙蘸面酱油（3 倍浓缩）、3 大匙水，开中火煮 3~4 分钟。

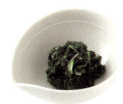

醋拌海白菜

42 kJ　含盐量0.5 g

食材(1人份)和做法

1. 准备 3 g 海白菜（干），用水洗干净后，沥去水分。
2. 将 1 小匙醋、1 小匙水、1/4 小匙白砂糖、1/4 小匙酱油混合在一起，放入 1 和 2 g 生姜丝，搅拌均匀。

✳ 海白菜➡可以换成40 g 裙带菜梗（生）、20 g 裙带菜（盐腌）。

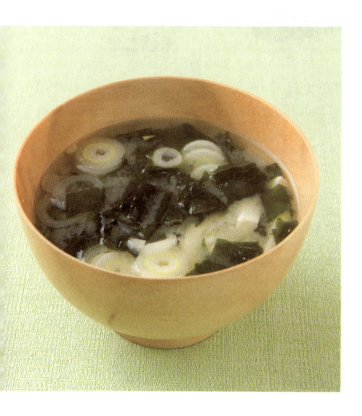

汤

基本的减盐味噌汤

糖尿病患者的菜单基本标准是两菜一汤。但是，如果早餐喝了味噌汤后，晚餐还喝，有可能会导致盐分摄入过多。因此最好每天只喝1碗汤，在其中放入蔬菜、菌菇、海藻，并尽可能少放盐。可以通过食材本身的鲜味和高汤，增加汤的风味，让它即便清淡，也很美味。

豆腐裙带菜味噌汤

130 kJ　含盐量0.9 g

食材（1人份）

食物　内酯豆腐……15 g
　　　裙带菜（盐腌）……5 g
　　　大葱……10 g

汤汁　高汤（小鱼干）……3/4杯
　　　混合味噌（白味噌、淡色味噌）
　　　　　　　　　　　　……各4 g

做法

1. 将豆腐切成1 cm的块状。将裙带菜洗净，放在水里泡发后，切成小块。将大葱切成葱花。
2. 在锅中加入高汤，开火煮沸后，加入豆腐。煮一会儿后，再加入裙带菜。
3. 调小火，放入味噌，让其溶解。最后放入葱花，关火。

海带鲣鱼高汤

这是一款万能高汤，做汤、炖菜、蒸菜的芡汁等时都可使用。有时间的话可以多做一点，冷冻起来，需要用的时候随时都可以取用。

食材和做法

1. 在锅中加入5杯水和8 g海带，浸泡20~30分钟。
2. 用中小火煮1，在沸腾前将海带捞出。
3. 关火，一次性放入15 g木鱼花，中火煮2~3分钟后关火。等木鱼花沉底后，过滤掉。

"味噌"建议使用混合味噌

日本的味噌汤一般会使用信州味噌、仙台味噌、八丁味噌等。但这些味噌的含盐量都很高，1小匙就含0.6~0.8 g盐。而口味偏甜的白味噌（西京味噌）只含0.4 g盐，大约是前者的一半。因此，可以根据个人喜好，将白味噌和淡色味噌混合在一起使用，降低含盐量。另外，现在市面上也有减盐类型的味噌，不妨多做尝试，找到符合自己口味的味噌。

减盐味噌汤的搭配

　　在不放任何食材的情况下，1 碗味噌汤的热量约为 63 kJ。食材如果使用蔬菜、海藻、菌菇的搭配，那么将其控制在 30~40 g 就没问题。但是，像杂烩汤那样，食材需要用油炒后做成汤，热量和脂肪都会偏高，需要减少整体的食材用量。

✳ 分量均为 1 人份。食材都切成适口大小，汤量和做法都和"减盐➡味噌汤"一样。

✳ 如果要做其他汤➡根据个人喜好，在 3/4 杯的高汤中再加入少许盐和酱油调味，注意保持清淡。食材和味噌汤一样，以蔬菜为主。

【食材】

20 g 绿海苔（新鲜）+
20 g 葱
117 kJ
含盐量 1.0 g

2 颗圣女果 +
20 g 金针菇
121 kJ
含盐量 0.8 g

1 根秋葵 +
1 个阳荷
100 kJ
含盐量 0.8 g

20 g 洋葱 +
10 g 裙带菜梗（鲜）
113 kJ
含盐量 0.8 g

30 g 菠菜（水煮）+
5 g 樱花虾
151 kJ
含盐量 0.9 g

10 g 海蕴 +
5 g 小葱
84 kJ
含盐量 0.8 g

【汤汁】

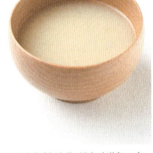

混合味噌（白味噌、淡色味噌各 4 g）

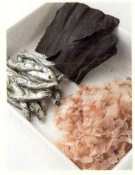

制作减盐汤的关键
高汤要认真熬制

　　减盐的关键是高汤。采用天然食材熬制的高汤含盐量约为 0.13 g（1 人份）。而 1 g 速溶高汤精的含盐量约为 0.3 g（1 人份），比天然高汤多 0.17 g。而且，天然的高汤更能发挥食材的鲜味，清淡的同时，更加美味。

小鱼干高汤

前一天浸泡在水中即可。非常适合在忙碌的早上使用。

食材和做法

准备 25 g 小鱼干，去除内脏后，在 3 杯水中浸泡一晚上。然后过滤掉。

✳ 如果没办法浸泡一晚上，就将小鱼干放入锅中，中火煮至沸腾后，撇去浮沫，调小火，继续煮 3~4 分钟。最后关火，过滤。

食材丰富的汤

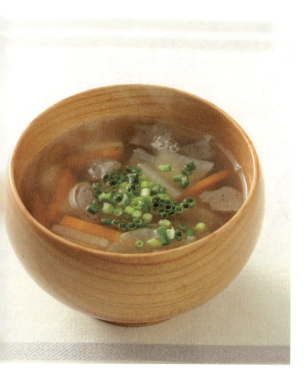

添加根菜和薯类，口感更加丰富

芋头萝卜魔芋汤

184 kJ　含盐量1.3 g

食材（1人份）

芋头……1个	A 淡口酱油……1/2小匙
白萝卜……20 g	盐……少许
胡萝卜……20 g	马铃薯淀粉……1/2小匙
魔芋块……20 g	小葱(切成葱花)…适量
高汤……1.25杯	

做法

1. 将芋头切成 5 mm 厚的片状，白萝卜和胡萝卜切成半月形的薄片，魔芋块撕成适口大小的块状。
2. 在锅中加入高汤和 1，开火煮至沸腾后，调小火，盖上锅盖，煮至蔬菜变软。
3. 加入 A 调味。将马铃薯淀粉用双倍的水溶解后，倒入锅中勾芡，最后再撒上葱花。

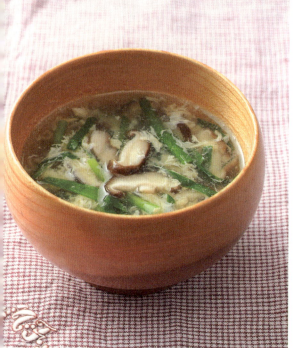

添加鸡蛋，让营养更加均衡

香菇韭菜鸡蛋汤

197 kJ　含盐量0.7 g

食材（1人份）

鲜香菇……1个
韭菜……10 g
高汤……3/4杯
酱油、盐……各少许
A 水……1小匙
　马铃薯淀粉……1/2小匙
鸡蛋……1颗

做法

1. 将香菇切成薄片，韭菜切成 2~3 cm 长的段状。
2. 在锅中加入高汤和香菇，煮沸后加入韭菜，再用酱油和盐调味。最后用 A 勾芡，浇上鸡蛋液后再稍微煮一下。

榨菜中的盐分是亮点

白菜火腿汤

226 kJ　含盐量1.4 g

食材（1人份）

大白菜……1/2片	A ┌ 鸡精、盐、胡椒粉……各少许
胡萝卜……10 g	└ 酱油……1/3小匙
无骨火腿……1片	芝麻油……少许
金针菇……30 g	
榨菜……5 g	

做法

1. 将大白菜切成丝，胡萝卜和火腿切成条，金针菇对半切，榨菜切成丝。
2. 在锅中放入 1 和适量的水，开火煮沸后，调小火，煮至蔬菜变软。
3. 加入 A 调味。最后再滴几滴芝麻油。

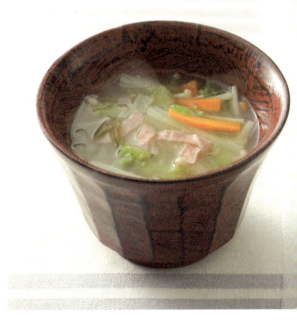

融入了蔬菜的甜鲜味，十分美味

西式蔬菜汤

276 kJ　含盐量1.1 g

食材（1人份）

芜菁……30 g	A ┌ 浓汤宝……1/6块
胡萝卜……20 g	└ 水……1.25杯
卷心菜……40 g	盐、胡椒粉……各少许
洋葱……15 g	欧芹（切成末）……少许
培根……1/2片	

做法

1. 将芜菁和胡萝卜切成小丁，卷心菜和洋葱切成小片，培根切成 1 cm 宽的块状。
2. 在锅中放入 1 和 A，开火煮沸后，调小火，盖上锅盖，煮至蔬菜变软。
3. 加入盐和胡椒粉调味，然后盛到碗中，撒上少许欧芹碎。

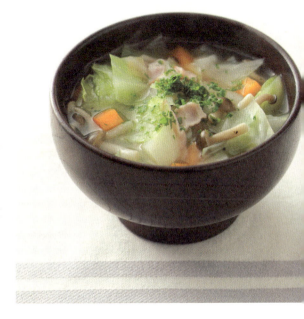

糖尿病的饮食改善 2周菜单示例 (＊每天 6 697 kJ)

带★表示该日含盐量高，需要自行调整，比如不喝早上的汤。

＊本章以3天为单位购买食材，从当天的晚餐开始设计菜单。

＊午餐包含在外堂食和外购便当等，其热量是根据前文的建议进行调整后计算所得。

	早餐	午餐	晚餐
1（日） 晚餐总计 2 172 kJ 含盐量3.3 g			主食 糙米饭 主菜 香蒸鸡肉 (P127) 副菜1 魔芋炒莲藕 (P127) 副菜2 裙带菜醋拌黄瓜 (P127) 汤 杂烩汤 (P127) ＊副菜2做双倍，用作第二天的便当。
2（一） 每天总计 6 325 kJ 含盐量7.0 g	主食 糙米饭 主菜 烤鲑鱼 (P128) 副菜1 卷心菜煮香菇 (P128) 副菜2 黄瓜拌梅干 (P128) 汤 滑子菇汤 (P128)	[自带便当] 主食 糙米饭 主菜 照烧鸡肉 (P129) 副菜1 魔芋炒莲藕 (P127) 副菜2 芥末蛋黄酱拌西蓝花 (P129) ＊主菜的食材来自前一天的晚餐。	主食 糙米饭 主菜 辣味土豆猪肉 (P131) 副菜1 圣女果凉拌豆腐 (P131) 副菜2 菠菜拌裙带菜 (P131)
3（二） 每天总计 6 367 kJ ★含盐量9.7 g	主食 糙米饭 主菜 圣女果腿煎蛋 (P133) 副菜1 纳豆萝卜泥 (P133) 汤 卷心菜土豆味噌汤 (P133)	[在外堂食] ●套餐——蔬菜炒肉 ＊通过减少整体餐量，调整摄入量。 (参考P133的建议)	主食 糙米饭 主菜 日式煎鲑鱼 (P135) 副菜1 绿色沙拉 (P135) 副菜2 酒蒸菌菇 (P135)
4（三） 每天总计 6 162 kJ ★含盐量8.9 g	主食 糙米饭 主菜 葱香鸡蛋卷 (P136) 副菜1 凉拌菠菜 (P137) 汤 什锦味噌汤 (P137)	[购买便当] ●便利店便当——日式便当 ＊通过减少整体的量，调整摄入热量。 (参考P137的建议)	主食 糙米饭 主菜 香拌竹筴鱼 (P144) 副菜1 大豆炖根菜 (P162) 副菜2 小松菜拌芝麻 (P168)
5（四） 每天总计 6 438 kJ ★含盐量9.0 g	主食 糙米饭 主菜 烤鱼(竹筴鱼+萝卜泥) 副菜1 芝麻味噌拌花椰菜 (P168) 副菜2 凉拌菠菜 (P137) 汤 滑子菇汤 (P128) ＊主菜是前一天晚餐的鱼，进行盐烤。	[在外堂食] ●面——意大利面 ＊奶油培根和肉酱都是高热量食物。尽可能选择带蔬菜的意面，且不要单点，多点一份沙拉或汤。	主食 糙米饭 主菜 牛肉豆腐寿喜烧 (P152) 副菜1 裙带菜炒大蒜 (P173) 副菜2 茄子拌紫苏 (P172) ＊主菜做双倍，备出第二天的便当。
6（五） 每天总计 6 308 kJ 含盐量5.3 g	主食 糙米饭 主菜 圣女果火腿煎蛋 (P133) 副菜1 纳豆 (+葱) 汤 海蕴葱花味噌汤 (P175)	[自带便当] 主食 糙米饭 主菜 牛肉豆腐寿喜烧 (P152) 副菜1 芥末蛋黄酱拌西蓝花 (P129) 副菜2 紫苏粉腌芜菁 (P172) ＊主菜稍微炖一下，沥去汁水，就可以放入便当盒了。	主食 糙米饭 主菜 芦笋炒虾 (P145) 副菜1 炖芋头 (P167) 副菜2 锡纸烤菌菇 (P173)
7（六） 每天总计 6 651 kJ ★含盐量9.2 g	主食 糙米饭 主菜 圣女果火腿煎蛋 (P133) 副菜1 纳豆 (+阳荷) 汤 洋葱裙带菜梗味噌汤 (P175)	[在外堂食] ●套餐——生姜烧肉 ＊通过减少整体餐量，少吃1/3米饭，调整摄入量。	主食 糙米饭 主菜 鳕鱼豆腐萝卜泥火锅 (P143) 副菜1 味噌烤魔芋块 (P166) 副菜2 芥末籽蛋黄酱拌西蓝花 (P129)

	早餐	午餐	晚餐
8（日） 每天总计 6 655 kJ 含盐量7.8 g	主食 糙米饭 主菜 烤鱼（腌鲑鱼+萝卜泥） 副菜1 小松菜拌芝麻（P168） 汤 滑子菇汤（P128）	[在外堂食] ●面——天妇罗荞麦面 ＊最多允许吃1只炸虾。汤尽量不要喝。天妇罗尽量不要蘸汤汁。不要吃吸油率高的炸什锦，加一份蔬菜汁。	主食 糙米饭 主菜 豆腐肉饼（P154） 副菜1 莲藕金枪鱼沙拉（P167） 副菜2 圣女果拌京水菜（P172）
9（一） 每天总计 6 362 kJ 含盐量8.5 g	主食 糙米饭 主菜 豆腐韭菜炒鸡蛋 （P162的1/2量） 副菜1 洋葱沙拉（P172） 汤 什锦味噌汤（P137）	[自带便当] 主食 糙米饭 主菜 豆腐肉饼（P154） 副菜1 小松菜拌芝麻（P168） 副菜2 魔芋块炖竹笋（P166）	主食 糙米饭 主菜 味噌青花鱼（P142） 副菜1 胡萝卜拌豆腐（P163） 副菜2 烤茄子（P169）
10（二） 每天总计 6 492 kJ 含盐量8.2 g	主食 糙米饭 主菜 烤鲑鱼（P128） 副菜1 卷心菜煮香菇（P128） 汤 豆腐裙带菜味噌汤（P174）	[购买便当] ●三明治 ＊三明治给人的感觉是轻食，但实际热量很高。请不要选择夹着油炸物的三明治，尽量选择蔬菜三明治。	主食 糙米饭 主菜 猪肉卷蔬菜（P153） 副菜1 茄子炖炸豆腐（P163） 副菜2 醋拌海白菜（P173） ＊主菜做双倍，用作第二天的便当。
11（三） 每天总计 5 998 kJ 含盐量6.4 g	主食 糙米饭 主菜 烤鱼（腌鲑鱼+萝卜泥） 副菜1 凉拌菠菜（P137） 汤 滑子菇汤（P128）	[自带便当] 主食 糙米饭 主菜 猪肉卷蔬菜（P153） 副菜1 莲藕金枪鱼沙拉（P167） 副菜2 蘸面酱油煮菌菇（P173） ＊使用前一天的主菜。	主食 糙米饭 主菜 柚子醋蒜泥鲣鱼（P144） 副菜1 豆腐韭菜炒鸡蛋 （P162的1/2量） 副菜2 烤青椒（P169） ＊鲣鱼刺身留4块，用作第二天早餐。
★ **12（四）** 每天总计 6 358 kJ 含盐量8.7 g	主食 糙米饭 主菜 烤鱼（鲣鱼） 副菜1 纳豆萝卜泥（P133） 副菜2 洋葱沙拉（P172） 汤 什锦味噌汤（P137） ＊鲣鱼烤一下（参考P128）。	[购买便当] ●饭团 ＊建议选择鲑鱼或鳕鱼子馅儿的饭团。再搭配蔬菜沙拉或酸奶，均衡地摄取营养。	主食 糙米饭 主菜 香酥鸡肉（P149） 副菜1 蟹味菇焗山药（P167） 副菜2 锡纸烤菌菇（P173） ＊主菜做双倍，用作第二天的便当。
13（五） 每天总计 6 346 kJ 含盐量6.5 g	主食 糙米饭 主菜 圣女果火腿煎蛋（P133） 副菜1 纳豆（+阳荷） 汤 洋葱裙带菜梗味噌汤（P175）	[自带便当] 主食 糙米饭 主菜 香酥鸡肉（P149） 副菜1 炒豆芽（P169） 副菜2 芥末籽蛋黄酱拌西蓝花（P129） ＊使用前一天的主菜	主食 糙米饭 主菜 蒜煎沙丁鱼（P138） 副菜1 清蒸卷心菜（P168） 副菜2 蘸面酱油煮菌菇（P173）
14（六） 每天总计 6 530 kJ 含盐量8.0 g	主食 糙米饭 主菜 烤鱼（沙丁鱼） 副菜1 小松菜拌芝麻（P168） 汤 什锦味噌汤（P137） ＊沙丁鱼要盐烤。	[在外堂食] ●套餐——炸猪排 ＊不要选择炸里脊，选择话口大小的炸猪排，最后剩1块。可以多吃点卷心菜。提供的米饭量比较多，少吃1/3。	主食 糙米饭 主菜 鸡翅根浓汤（P149） 副菜1 圣女果拌京水菜（P172） 副菜2 裙带菜炒大蒜（P173）
15（日） 早午餐总计 3 596 kJ 含盐量6.1 g	主食 糙米饭 主菜 圣女果火腿煎蛋（P133） 副菜1 纳豆萝卜泥（P133） 汤 卷心菜土豆味噌汤（P133）	[在外堂食] ●面——荞麦面 ＊建议尽量不要吃乌冬面，选择荞麦面，特别是有很多蔬菜的荞麦面。可以添加一个鸡蛋，补充蛋白质。	

各类食材的热量指南

＊（　）内的重量是去除不需要的部分后的净重。

 主食　主食是控糖的关键。请根据"一天需要摄取的热量"，计算出每天的摄入量。另外，糙米的GI值（*）比白米低，黑麦面包的GI值比普通吐司低，荞麦面的GI值比乌冬面低。请尽可能选择低精度的食物。

食物名	分量	热量(kJ)	含盐量(g)	膳食纤维(g)
米饭（精白米）	1碗（150 g）	1 055	0	0.5
糙米饭	1碗（150 g）	1 051	0	0.9
胚芽米饭	1碗（150 g）	1 051	0	1.2
吐司	1片（60 g）	661	0.8	1.4
吐司（含黑麦）	1片（60 g）	661	0.7	3.4
黄油卷	1个（30 g）	398	0.4	0.6
荞麦面（干）	80 g	1 151	1.8	3.0
乌冬面（干）	80 g	1 164	3.4	1.9
拉面（蒸）	1块（150 g）	1 243	0.6	2.9
意大利面（干）	80 g	1 264	0	2.2

大米和糙米以7：3的比例煮的糙米饭，即便是不喜欢吃糙米的人也容易入口。本书菜谱均采用了这种糙米饭。

＊GI值

GI值是反映各类食物升糖效应的指数，适用于富含碳水化合物的食物。有些碳水化合物容易转化为内脏脂肪，有些则不容易。两者的分辨标准就是GI值。肉、蔬菜等的碳水化合物含量较少，因此不适用。

面包和意大利面建议选择茶色的，而不是白色的。面条建议选择荞麦面，而不是乌冬面。但是，吐司和面条中都含有盐分，因此需要注意！

●GI值低的食物	●GI值高的食物
糙米、黑麦面包、荞麦面、粉丝、含小麦麸的意大利面和谷类、大豆、红薯等	精白米、吐司、乌冬面、米粉、玉米片、玉米、土豆等

● 根据每天需要摄取的热量计算出的1餐目标量

每天需要摄取的热量	米饭（精米、白米饭）	吐司
6 697 kJ	1碗（150 g：1 055 kJ）	1.5片（90 g：996 kJ）
5 860 kJ	1小碗（135 g：950 kJ）	1.5片（90 g：996 kJ）
7 534 kJ	1碗（180 g：1 264 kJ）	2片（120 g：1 327 kJ）

豆制品、鸡蛋

豆制品是植物性蛋白质的重要来源，可以积极地添加进主菜和副菜中。鸡蛋也是富含蛋白质的食材，可以每2天可食用1颗。

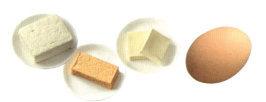

食物名	分量	热量(kJ)	脂肪(g)
大豆（水煮）	约1/2杯（50 g）	377	3.5
北豆腐	1块（300 g）	904	12.6
内酯豆腐	1块（300 g）	703	9.0
炸豆腐	1块（150 g）	942	17.0
油豆腐	1块（20 g）	322	6.6
纳豆	1盒（50 g）	419	5.0
冻豆腐	1块（20 g）	444	6.6
鸡蛋	1颗（51 g）	322	5.3

禽畜类

禽畜类含有丰富的优质蛋白质和矿物质。但同时，脂肪含量也很高。因此，请选择脂肪较少的部位。

食物名	分量	热量(kJ)	脂肪(g)
鸡胸肉（带皮）	1块（200 g）	1 599	23.2
鸡胸肉（去皮）	1块（200 g）	904	3.0
鸡腿肉（带皮）	1块（200 g）	1 674	28.0
鸡腿肉（去皮）	1块（200 g）	971	7.8
鸡里脊肉	1块（38 g）	167	0.3
猪腿肉（带肥肉）	60 g	460	6.1
猪里脊肉	60 g	460	1.1
猪五花肉	60 g	971	20.8
牛腿肉（带肥肉）	60 g	523	8.0
牛肩里脊肉（带肥肉）	60 g	799	15.8
肉末（混合肉末）	60 g	561	9.1
里脊火腿	1片（20 g）	163	2.8
无骨火腿	1片（20 g）	100	0.8
香肠	1根（20 g）	268	5.7
培根（薄片）	1片（15 g）	255	5.9

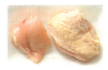

要想减少脂肪摄入，鸡肉最好选择鸡胸肉，而不是鸡腿肉。去皮后，其热量会进一步减少。

乳制品

乳制品含有丰富的蛋白质和钙。请利用它来补充容易缺乏的钙吧。

食物名	分量	热量(kJ)	脂肪(g)
普通牛奶	200 mL（210 g）	590	8.0
低脂牛奶	200 mL（210 g）	406	2.1
原味酸奶	100 g	260	3.0
混合奶酪	1 cm厚的1片（20 g）	285	5.2
茅屋奶酪	50 g	222	2.3
奶酪粉	1大匙（8 g）	159	2.5

鱼贝类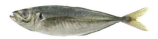

青背鱼富含 EPA 和 DHA。白身鱼是高蛋白、低脂肪。鱿鱼、章鱼、贝类含有丰富的牛磺酸。由此可见，鱼贝类富含有益于身体健康的成分，请积极地食用。

食物名	分量	热量(kJ)	脂肪(g)
竹荚鱼	1条（68 g）	343	2.4
沙丁鱼	1条（50 g）	456	7.0
青花鱼	1块（80 g）	678	9.7
鲑鱼（鲜）	1块（80 g）	443	3.3
鲣鱼（春捕、刺身）	5块（80 g）	381	0.4
金枪鱼（红肉、刺身）	5块（50 g）	264	0.7
旗鱼	1块（100 g）	590	6.7
鳕鱼（鲜）	1块（80 g）	260	0.2
鱿鱼（干）	1条（225 g）	829	2.7
虾（黑虎虾、去头）	5只（170 g）	582	0.5
章鱼（脚、水煮）	1根（150 g）	624	1.1
蛤蜊（带壳）	300g（120 g）	151	0.4

水果

水果中的果糖在餐后升糖比较缓慢，所以想吃甜食时，可以吃水果。但是，水果的热量很高，不可以吃太多。尤其果干浓缩了大量糖分，需要特别注意。水果每天的目标摄取量是 209 kJ 左右。请在餐后当作甜品吃，不要随餐食用。

食物名	分量	热量(kJ)	脂肪(g)
苹果	1/2 个 100 g	226	13.1
橘子	1个 100 g	155	8.8
草莓	6颗 90 g	126	6.2
葡萄	1/2 串 75 g	159	9.7
葡萄柚	1/2 个 150 g	167	9.5
猕猴桃	1个 100 g	188	9.4
葡萄干	1大匙（12 g）	151	9.2
柿饼	1/2 个（25 g）	289	14.3

＊水果的重量含有不需要的部分。（ ）内的重量是去除不需要的部分后的净重。

蔬菜

蔬菜即便吃多了，热量也基本不会超标。带★的土豆、芋头等薯类及南瓜，都含有较高的糖类，所以请把它们当作主食的一部分，不要吃太多。蔬菜以时令蔬菜为主，每天保证350 g以上。

食物名	分量	热量(kJ)
芜菁（根）	1个80 g	63
南瓜★	1/10个180 g	615
卷心菜	1片100 g	96
芦笋	2根90 g	67
牛蒡	1根180 g	440
芋头★	1个70 g	147
土豆★	1颗150 g	431
白萝卜	5 cm, 150 g	113
洋葱	1个150 g	218
西红柿	1个150 g	117
山药★	10 cm, 200 g	490
茄子	1根80 g	67
胡萝卜	1根200 g	301
大白菜	1片100 g	59
青椒	1个40 g	29
西蓝花	1颗250 g	172
菠菜	1把300 g	226
莲藕★	1节150 g	331

＊蔬菜的重量包含不需要的部分。

黄绿色蔬菜具有很强的抗氧化性，请多食用。

南瓜、土豆等含糖量高，请减少食用的量。

菜肴热量索引

＊设计菜单时，热量超过2 209 kJ的主菜和超过209 kJ的副菜可以通过将食材和调味料等比例减少1/2或1/3，来调整热量。副菜中的豆类和豆制品也可作为主菜使用。

主菜 鱼贝类

	热量(kJ)	含盐量(g)	页码
蒜煎沙丁鱼	1 013	1.7	138
味噌青花鱼	1 005	2.6	142
烤鲅鱼	896	1.4	141
南蛮竹筴鱼	837	1.4	140
煮鲽鱼	808	1.5	141
芦笋炒虾	758	1.1	145
煎旗鱼	716	1.4	139
日式煎鲑鱼	686	0.9	135
鳕鱼豆腐萝卜泥火锅	590	1.2	143
柚子醋烤鲑鱼	565	0.5	146
烤鲑鱼	506	0.7	128
香拌竹筴鱼	481	0.6	144
柚子醋蒜泥鲣鱼	481	0.5	144
青花鱼煮卷心菜	481	1.7	147
酱烤旗鱼	456	1.2	147
咸鲑鱼拌萝卜泥	393	0.7	146
蛤蜊蒸白菜	285	2.7	145

主菜 禽畜肉

	热量(kJ)	含盐量(g)	页码
牛肉炒西蓝花	1 176	1.3	151
炸肉片卷	1 055	1.4	151
牛肉豆腐寿喜烧	925	1.0	152
鸡翅根浓汤	921	1.6	149
辣味土豆猪肉	841	0.6	131
豆腐肉饼	766	1.4	154
猪肉蔬菜涮锅	724	1.9	150
白菜炒肉	703	1.8	155
香酥鸡肉	653	0.7	149
咖喱猪肉炒卷心菜	611	0.5	152
鸡肉末炒牛蒡	607	1.1	155
照烧鸡肉	581	0.5	129
猪肉卷蔬菜	582	1.2	153
柠檬香蒸鸡里脊	527	0.5	148
香蒸鸡肉	523	0.6	127

主菜 大豆、豆制品

	热量 (kJ)	含盐量 (g)	页码
西红柿炖大豆	837	1.4	156
菌菇汁煎豆腐	636	1.0	157
豆腐芡汁盖浇菜	636	1.8	157

主菜 鸡蛋

	热量 (kJ)	含盐量 (g)	页码
圣女果火腿煎蛋	456	0.9	133
菠菜窝蛋	448	1.1	159
葱香鸡蛋卷	402	0.6	136
蔬菜欧姆蛋	347	0.6	158
溏心蛋芦笋	347	1.2	159

米饭、面

	热量 (kJ)	含盐量 (g)	页码
纳豆萝卜泥荞麦面	1 720	2.5	160
韩式蔬菜拌饭	1 511	1.4	161
鲑鱼炒饭	1 444	1.7	161
什锦乌冬面	1 365	1.6	160

副菜 蔬菜

	热量 (kJ)	含盐量 (g)	页码
芥末籽蛋黄酱拌西蓝花	255	0.3	129
菠菜拌裙带菜	151	1.1	131
芜菁炒西芹叶	142	0.5	171
绿色沙拉	142	1.0	135
小松菜拌芝麻	117	0.2	168
卷心菜煮香菇	113	0.4	128
芝麻拌西芹	109	0.1	171
姜汁蜂蜜西红柿	109	0	170
清蒸卷心菜	109	0.6	168
洋葱沙拉	100	0.2	172
芝麻味噌拌花椰菜	100	0.4	168
拍黄瓜	100	0.6	172
炒豆芽	100	0.8	169
圣女果拌京水菜	92	0.3	172
西蓝花拌梅肉	92	1.4	170
烤茄子	88	0.3	169
绿豆芽拌榨菜	84	0.3	171
烤青椒	84	0.3	169
鸭儿芹拌卷心菜	80	0	170
茼蒿沙拉	71	0.5	172
茄子拌紫苏	71	0.6	172
凉拌菠菜	54	0.5	137
黄瓜拌梅干	50	0.7	128
紫苏粉腌芜菁	25	0.1	172

副菜 大豆、豆制品

	热量 (kJ)	含盐量 (g)	页码
纳豆萝卜泥	385	0.3	133
大豆炖根菜	297	1.2	162
豆腐韭菜炒鸡蛋	272	0.6	162
烤炸豆腐	255	0.1	165
大豆蔬菜泡菜	247	0.5	164
大豆炖羊栖菜	234	0.6	164
油豆腐大葱沙拉	201	0.5	165
胡萝卜拌豆腐	180	0.3	163
茄子炖炸豆腐	172	0.5	163
圣女果凉拌豆腐	147	0.3	131

副菜 魔芋、根菜、薯类

	热量 (kJ)	含盐量 (g)	页码
魔芋炒莲藕	285	0.9	127
莲藕金枪鱼沙拉	251	0.2	167
魔芋块炖竹笋	213	0.7	166
蟹味菇焗山药	205	0.5	167
炖芋头	184	0.4	167
味噌烤魔芋块	151	1.2	166

副菜 干货、海藻、菌菇

	热量 (kJ)	含盐量 (g)	页码
煮羊栖菜	159	0.9	173
酒蒸菌菇	121	0.3	135
梅子酱拌萝卜干	121	0.1	173
蘸面酱油煮菌菇	113	0.3	173
裙带菜炒大蒜	109	0.7	173
锡纸烤菌菇	88	0.4	173
裙带菜醋拌黄瓜	75	0.5	127
醋拌海白菜	42	0.5	173

汤

	热量 (kJ)	含盐量 (g)	页码
西式蔬菜汤	276	1.1	177
杂烩汤	239	1.3	127
卷心菜土豆味噌汤	234	1.5	133
滑子菇汤	226	1.5	128
白菜火腿汤	226	1.4	177
什锦味噌汤	197	1.6	137
香菇韭菜鸡蛋汤	197	0.7	176
芋头萝卜魔芋汤	184	1.3	176
味噌汤的食材（菠菜、樱花虾）	151	0.9	175
豆腐裙带菜味噌汤	130	0.9	174
味噌汤的食材（圣女果、金针菇）	121	0.8	175
味噌汤的食材（绿海苔、葱）	117	1.0	175
味噌汤的食材（洋葱、裙带菜梗）	113	0.8	175
味噌汤的食材（秋葵、阳荷）	100	0.8	175
味噌汤的食材（海蕴、小葱）	84	0.8	175

快读·慢活®

《尿酸管理》

越早管理尿酸，疼痛发作越少！

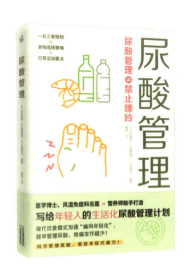

现代饮食模式加速"痛风年轻化"，越早管理尿酸，疼痛发作越少！

本书从日常饮食到运动习惯，为你量身定制简单易行的降尿酸方案：饮食方面，帮你科学规划一日三餐，精准控制嘌呤摄入，70余种食谱选择，让你享受美食的同时有效控制尿酸生成；运动方面，推荐温和的有氧运动配合慢速肌肉训练，有效促进尿酸排出。本书还提供高尿酸血症与痛风的核心知识，帮你理解疾病本质，掌握预防并发症的关键要点。

科学管理尿酸，减少痛风发作次数，重启年轻代谢力！

快读·慢活®

《血压管理》

现代生活节奏加速"血管老化"，血压管理要趁早！

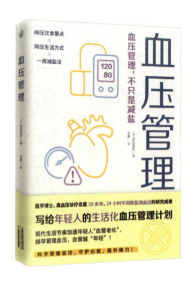

经常头晕、熬夜后心悸、血压偏高……现代生活节奏加速年轻人"血管老化"，越早管理血压，血管越"年轻"。

本书聚焦3大核心：10种降压饮食要点、14种降压习惯调整及实用的"一周减盐法"。从早餐减盐技巧到降压饮品选择，从科学睡眠管理到正确泡澡方式，本书帮你轻松掌握血压管理要点。本书还提供美味无盐食谱、穴位按摩法和简单的拉伸运动指导，帮你科学管理血压，守护心脏，提升精力！

快读·慢活®

从出生到少女，到女人，再到成为妈妈，养育下一代，女性在每一个重要时期都需要知识、勇气与独立思考的能力。

"快读·慢活®"致力于陪伴女性终身成长，帮助新一代中国女性成长为更好的自己。从生活到职场，从美容护肤、运动健康到育儿、家庭教育、婚姻等各个维度，为中国女性提供全方位的知识支持，让生活更有趣，让育儿更轻松，让家庭生活更美好。